essentials

essentials liefern aktuelles Wissen in konzentrierter Form. Die Essenz dessen, worauf es als „State-of-the-Art" in der gegenwärtigen Fachdiskussion oder in der Praxis ankommt. *essentials* informieren schnell, unkompliziert und verständlich

- als Einführung in ein aktuelles Thema aus Ihrem Fachgebiet
- als Einstieg in ein für Sie noch unbekanntes Themenfeld
- als Einblick, um zum Thema mitreden zu können

Die Bücher in elektronischer und gedruckter Form bringen das Fachwissen von Springerautor*innen kompakt zur Darstellung. Sie sind besonders für die Nutzung als eBook auf Tablet-PCs, eBook-Readern und Smartphones geeignet. *essentials* sind Wissensbausteine aus den Wirtschafts-, Sozial- und Geisteswissenschaften, aus Technik und Naturwissenschaften sowie aus Medizin, Psychologie und Gesundheitsberufen. Von renommierten Autor*innen aller Springer-Verlagsmarken.

Weitere Bände in der Reihe http://www.springer.com/series/13088

Friedrich H. Moll

Kurze Geschichte der Urologie

Eine Einführung für Urologen und
Interessierte

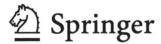

Friedrich H. Moll
Institut für Geschichte, Theorie und Ethik der
Medizin, Centre for Health and Society
Heinrich-Heine-Universität
Düsseldorf, Deutschland

Urologische Klinik, Kliniken der Stadt Köln
gGmbH, Köln, Deutschland

ISSN 2197-6708 ISSN 2197-6716 (electronic)
essentials
ISBN 978-3-658-33241-9 ISBN 978-3-658-33242-6 (eBook)
https://doi.org/10.1007/978-3-658-33242-6

Die Deutsche Nationalbibliothek verzeichnet diese Publikation in der Deutschen Nationalbibliografie; detaillierte bibliografische Daten sind im Internet über http://dnb.d-nb.de abrufbar.

Planung/Lektorat: Susanne Sobich
Springer ist ein Imprint der eingetragenen Gesellschaft Springer Fachmedien Wiesbaden GmbH und ist ein Teil von Springer Nature.
Die Anschrift der Gesellschaft ist: Abraham-Lincoln-Str. 46, 65189 Wiesbaden, Germany

Was Sie in diesem *essential* finden können

- Eine Einführung in die Wissenschaftsgeschichte der Urologie
- Eine kurze Abhandlung zu fachprägenden Themen und Problemen der Urologiegeschichte
- Einen Überblick über die Entwicklung des medizinischen Querschnittsfaches bis in die Gegenwart
- Literaturhinweise für vertiefende Studien aus Medizin, Urologie – und Medizingeschichte

Vorwort

Die Entwicklung des medizinischen Faches Urologie ist in der Geschichte der Medizin und in den Naturwissenschaften verankert, umfasst aber auch viele Aspekte aus den Kultur-, Sozial- und Geisteswissenschaften. Die in den letzten Jahren stark vermehrten Forschungsarbeiten etwa zur Zeit des Nationalsozialismus und zur Nachkriegszeit in beiden deutschen Staaten, stehen in Kontrast zur Verfügbarkeit prägnanter Übersichten, wie sie noch in den 1970er und 1980er-Jahren in klassischen Hand- und Lehrbüchern zu finden waren. Für Studenten und allgemein Interessierte sind entsprechende Publikationen eher schwer zugänglich und weisen häufig einen überwiegend technikgeschichtlichen Bezug auf.

Diese kurze Übersicht will weder Hand- noch Lehrbuch sein und erhebt in ihrer verlagsgegebenen Konzeption nicht den Anspruch, alle Einzelereignisse, Personen oder Ideen im Detail aufzuzeigen. Ziel ist es, wichtige Entwicklungslinien nachzuzeichnen, die in ihrer Ausdifferenzierung im aktuellen beruflichen Alltag oder auch von außen kaum überschaubar, aber bis heute wirkmächtig sind und sowohl in Handbüchern als auch in der akademischen Lehre häufig nicht (mehr) erörtert werden, aber unsere tägliche Arbeit in Klinik und Praxis immer (noch) mitbestimmen und somit die Fachkultur in der Urologie entscheidend prägen. Dies gilt für diagnostische und therapeutische, insbesondere auch technische Verfahren ebenso wie für medizinethische Fragen.

Wird darüber hinaus ein weiterführendes Interesse geweckt oder gar eine eigene Forschungsfrage angeregt, wäre ein zentrales Anliegen des vorgelegten Werkes bereits erreicht.

An einem solchen Projekt sind immer viele Menschen beteiligt. Mein Dank gilt allen, die mit Zuspruch und Hilfe, aber auch mit Verzicht das Werk begleitet haben.

Für die stetige Unterstützung, viele fruchtbringende Diskussionen, Hilfe bei den Korrekturen und besondere Ermunterung bei der Umsetzung dieses Projektes danke ich meinen Kollegen am Institut für Geschichte, Theorie und Ethik der Medizin der Heinrich-Heine-Universität Düsseldorf, besonders Prof. Dr. Dr. Heiner Fangerau, Thorsten Halling M. A., Dr. Matthis Krischel und Priv.- Doz. Dr. Nils Hansson. Ulrich Koppitz beschaffte unermüdlich auch schwer zugängliche Literatur und besorgte das interne Lektorat. Tupper Stevens, William P. Didusch Center for Urologic History, Baltimore, war für die Informationsbeschaffung aus den USA unersetzlich.

Meine Kollegen im ärztlichen Dienst bei den Kliniken der Stadt Köln gGmbH, Herr Priv.- Doz. Dr. Joachim Leissner und Mitarbeiter ermöglichten mir eine Arbeitsbasis, aus der das Buchprojekt möglich wurde. Hierin möchte ich meinen ehemaligen Chef, Herrn Prof. Dr. F. J. Marx, ausdrücklich einschließen.

Frau Susanne Sobich, Springer Verlag, erledigte wie immer stets professionell und auf die Besonderheiten des Projektes eingehend das redaktionelle Umfeld.

Die Deutsche Gesellschaft für Urologie e. V. hatte das Vertrauen, mich in das Amt des Kurators der Fachgesellschaft im Jahre 2008 zu berufen. Das ermöglichte mir viele neue Kontakte und Quellenzugänge, ohne die auch dieses Projekt nicht möglich geworden wäre. Besonderer Dank gilt dem Custos von Museum, Bibliothek und Archiv Jörg-Michael Moll-Keyn, Herrn Archivar i. R. Prof. Dr. Peter Rathert, dem Archivar Prof. Dr. Dirk Schultheiss und den Geschäftsstellen -Teams in Düsseldorf (RA Frank Petersilie und Mitarbeiter) und Berlin (Dr. Holger Borchers und Mitarbeiter).

Priv.- Doz. Dr. Friedrich H. Moll
M. A. FEBU

Inhaltsverzeichnis

Zur Einführung

Die Geschichte der Urologie vermittelt zentrale Erkenntnisse über menschliche Grundbedürfnisse und Wechselwirkungen nicht nur von anthropomorphen Konstanten wie der Miktion, dem Harnsteinleiden oder kulturimmanenten Erkrankungen wie Geschlechtskrankheiten als seuchenartige Erkrankungen oder Krebserkrankungen. Eine mit der menschlichen Frühgeschichte einsetzende chronologische Darstellung kann nur skizzenhaft zentrale Aspekte behandeln.

Einen verhältnismäßig wesentlich größeren Raum nimmt die Wissenschaftsgeschichte des medizinischen Querschnittsfaches Urologie ein. Die moderne Urologie westlicher Prägung bildete sich in den letzten 150 Jahren besonders im Großstadtbereich von Paris, London, Wien und Berlin heraus und war sich hierbei ihrer weitergeführten handwerklichen Traditionen der Bruch- und Steinschneider stets bewusst. Sie erhielt durch frühen Gebrauch der Statistik sowie einem gegenüber anderen operativen Fächern früher einsetzenden Denken in Organsystemen und Funktionszusammenhängen sowie einer klinisch praktikablen Visualisierungsmethode (Zystoskopie) (Martin/Fangerau 2020) ihre wesentliche Prägung. Das war ein Prozess, der nicht linear und nicht ohne Widersprüche verlief. Dies sollte das fachkulturelle Verständnis nachhaltig bis heute prägen (Halling 2016).

Ein Defizit, das bisherigen historischen Darstellungen zur Urologie anhaftet, die häufig von „clinician historians" verfasst wurden, ist, dass technische Innovationen oft als isolierte Einzelereignisse aneinandergereiht werden. Dadurch wird klassischen „Meilensteinen" (Felderhof 2015) der Fachgeschichte sowie den „Taten" der damit in Verbindung gebrachten „großen Urologen" („giants in urology") ein übertrieben hohes Maß an historischer Erklärungskraft beigemessen. Es entsteht zudem der Eindruck eines quasi automatischen technologischen Fortschritts. Die Einflüsse von Netzwerken, Organisationsformen innerhalb der Medizin und des öffentlichen Gesundheitswesens (Public Health), sowie gesellschaftlichen und politischen Bedingungen werden bei dieser technischen Betrachtung häufig weniger berücksichtigt (Duffin 2004).

Lange Zeit diente die Urologiegeschichte häufig der eigenen Fachlegitimation, der Präsentation eines technischen Fortschrittes sowie der persönlichen Inszenierung einzelner Wissenschaftler. Nicht nur in Deutschland und Österreich trat noch das Problem auf, dass die aus dem Fach stammenden Chronisten der Nachkriegsgeneration manchmal bemüht waren, die Zeit des Nationalsozialismus oder die Verstrickung in politische Systeme, wie gesellschaftlich zu dieser Zeit üblich, zu kaschieren.

Die Verankerung der meisten Autoren im Fach und über die historische Erkenntnisgewinnung hinausgehende fachpolitische Zielsetzungen lassen eine Trennung von Fachgeschichte und fachkulturellem Gedächtnis kaum zu.

Bereits im Jahre 1914 erschien von Ernest Desnos (1852–1925), Paris, eine mit Abbildungen versehene „Histoire de l'urologie" (Desnos 1914). Zuvor, im 19. Jahrhundert, waren in der gängigen Fachliteratur zur operativen Medizin die historische Herleitung und Wissenstradition noch den jeweiligen klinischen Handbüchern, die oft in einzelne Erkrankungskomplexe gegliedert waren, in Deutschland beispielsweise den Bändern der „Deutschen Chirurgie", zugeordnet. In dem zeitentsprechenden medizinhistorischen Werk von Heinrich Haeser (1811–1885) „Lehrbuch der Geschichte der Medicin und der epidemischen Krankheiten, (Haeser 1885) fanden in der Regel nur der „Blasen-Steinschnitt" oder die Behandlung von Harnröhrenstrikturen im Rahmen der operativen Medizin eine Beachtung. Im Jahre 1933 erschien dann für den englischsprachigen Raum das zweibändige Werk von Brandsfort Lewis (1862–1941) „History of Urology", das durch eine Arbeit im Jahr 1972 von Leonhard J. T. Murphy (1914-) „History of Urology" (Murphy 1972), die im ersten Teil die Publikation von Ernest Desnos dem englischsprachigen Publikum zugänglich machte, ergänzt wurde. Die „Histoire illustrée de l' urologie de l' Anitquité à nos jours" (Küss und Gegoire 1988) aus dem Jahre 1988 von René Küss (1913–2006), Paris und Willy Gegoire (1920–2000), Brüssel, fand besonders in der frankophon Welt Verbreitung, wobei der Literaturanhang auf Leonhard Murphy ausdrücklich verweist.

Das Fachgebiet der Urologie besitzt besonders im deutschen Sprachraum eine reiche Erinnerungskultur. Bereits 1907 war es dem ersten Präsidenten der gerade gegründeten neuen Fachgesellschaft, Anton Ritter von Frisch (1849–1917), Wiener Allgemeine Poliklinik, ein besonderes Anliegen, die historische Methode als fachkonstituierend anzusehen, um die „Urologie als eigenständige Wissenschaft" (Casper 1913) zu charakterisieren. Zahlreiche Festschriften zu Jubiläen der Fachgesellschaften und urologischer Fachkliniken, Würdigungen zentraler Akteure

– auch durch die Etablierung von nach diesen benannten Wissenschaftspreisen – und eine allgemeine Traditionspflege – etwa durch die Publikation sämtlicher Eröffnungsreden der jeweiligen Präsidenten der DGU, immer auch in Hinblick auf zukünftige Herausforderungen für das Fach, sind seither erschienen. Die Auseinandersetzung mit der Geschichte der Urologie dient somit nicht nur der jeweiligen Selbstvergewisserung, sondern hilft zudem, sich professionalisierter und selbstbewusster mit dem eigenen Fach, der eigenen Fachkultur und seinen Besonderheiten auseinanderzusetzen (Patel 2019).

Urologie im Wandel der Zeit

Frühgeschichte und Antike

Paläolithische Idole mit Darstellung der männlichen Genitalien sind im Gegensatz zu Frauendarstellungen, wie den verschiedenen Venusfigurinen aus dem Gravettien (z. B. Venus von Willendorf, ca. 27.000 v. Chr.) eher selten. Bisher sind nur Funde aus der Höhle Hohle Fels (Phallus von Schelklingen) (2004) auf der Schwäbischen Alb sowie der Adonis von Zschernitz (2003) als älteste männliche, figürliche Darstellung aus Sachsen-Anhalt, überliefert (Louis 2004).

Die Eingriffe Zirkumzision („Beschneidung") und Kastration („Entmannung") gehören neben der Trepanation (Eröffnung des Schädels) zu den lange zurück verfolgbaren rituellen Operationen am menschlichen Körper. Sie besitzen in dieser Zeitperiode zumeist einen kultischen bzw. gesellschaftlichen Bezug. Zur Zirkumzision sind Abbildungen erhalten, wie eine Szene an der inneren Nordwand im Tempel Khonspekhrod im Bezirk Mut, Karnak, Theben Ostufer, 18. Dynastie, Amenhotep III, (1360 v. Chr.) oder auf einem Sarg aus Sakkara (um 2300 v. Chr.). Auch konnten Befunde an Mumien erhoben werden (Wiedemann 1920). Die Kastration wurde zudem als sexuelle Gewalt gegen Männer eingesetzt, beispielsweise um Sklaven zu kennzeichnen (Esbach 2018).

In ägyptischen Papyri (u. a. Papyrus Ebers, Pypyrus Smith) lassen sich frühe Beschreibungen von urologischen Erkrankungen oder auch Therapieangaben zu Erkrankungen des Harntraktes bzw. den zuzuweisenden Symptomen, nachvollziehen. Hierbei bleiben retrospektive Diagnosen aufgrund anderer medizinischer Theoriebildungen zu dieser Zeit in der heutigen Medizingeschichte umstritten. (Krischel 2019). Bei Klinikern erfreuen sich Erklärungsversuche bis heute immer noch großer Beliebtheit (Shokeir und Hussein 1999).

F. H. Moll, *Kurze Geschichte der Urologie,* essentials, https://doi.org/10.1007/978-3-658-33242-6_2

Relativ sicher lassen sich in Mumien Blasensteine nachweisen. Schon Fistel-bildungen nach Geburten sind in der archäologischen Fachwelt umstritten, werden aber in der urologischen Geschichtsschreibung gerne zitiert (Bitschai und Brodny 1956). Im Griechenland der Antike lassen sich ebenfalls Erkrankungen, die der Urologie zugerechnet werden können, nachweisen. In dem Schriftenkorpus des Hippokrates von Kos (ab dem 3. Jhd. v. Chr. verfasst) werden Störungen des Harnlassens erwähnt. Hierbei unterscheiden die Autoren Dysurie (schmerz-haftes Wasserlassen), Strangurie (tropfenweises Wasserlassen) und die Ischurie (Harnsperre). Weiterhin wird die Bildung von Blasensteinen beschrieben. Im Hip-pokratischen Eid, der um 500–300 v. Chr. entstand, wird die Operation von Blasensteinen bereits denjenigen überlassen, die nicht an den Eid gebunden waren. Durch die größere Erfahrung dieser Spezialisten (im 1. Jh. n. Chr. von Cel-sus als „Lithotomos", Steinschneider, bezeichnet) wurde die Gefährlichkeit dieses Operationsverfahrens vermindert. Das Verbot, keine Steinschnitte vorzunehmen, kann als eine Verpflichtung zum Erkennen der Grenzen des eigenen ärztlichen Handelns interpretiert werden (Sachs 2003). Darüber hinaus werden auch Nieren-erkrankungen und deren Therapie bis hin zur operativen Nierenfreilegung und Entfernung bei eitrigen Entzündungen mit Abszess -Bildung erwähnt.

Die römischen Enzyklopädisten wie Aulos Cornelius Celsus (ca. 25 v. Chr.- ca. 50 n. Chr.) oder Galen von Pergamon (128/131–199/216) kompilieren bereits die Lithotomie von Blasensteinen oder auch den Katheterismus der Harnblase (Marx 2013). Aus römischen Ärztegräbern sind als urologische Therapie-Instrumente Katheter gesichert überliefert (Künzel 1983).

Die operative Behandlung von Steinen in der Harnblase („Steinschnitt") wie auch Blasenkatheterismus, Kastration oder Zirkumzision lassen sich als histori-sche Marker relativ gut – auch unter verschiedenen Medizinkonzepten – durch mehr als 2000 Jahre kontinuierlich nachvollziehen. Auch die Therapie von Hydrozelen (Wasserbrüchen) war bereits lange wundärztliches, der handwerklich geprägten Proto-Urologie zuzurechnendes Behandlungsgebiet.

Urologie im Mittelalter

Bis weit in das 18. Jahrhundert bildete die „Harnschau" (Uroskopie) eine wichtige Untersuchungstechnik. Sie beruht auf dem Gedankengebäude der antiken Humoralpathologie (zu griechisch-lateinisch χιούμορ, lateinisch chioúmor/humor „Feuchtigkeit", „Körpersaft", „Leibessaft"), die von einem für die Gesundheit notwendigen Gleichgewicht (Eukrasie zu griechisch εὖ eu, „gut"; κρᾶσις krasis, „Mischung" = eukrasia, „gute Mischung") bestimmter Körpersäfte (Blut, Wasser, gelbe und schwarze Galle) ausging und später vielfach mit Volksglauben assoziiert wurde. In der Zeit ihrer allgemeinen Verbreitung galt sie den meisten Ärzten und den Laien als ein bewährtes Diagnoseverfahren und bildete eine Grundlage ärztlicher Autorität. Kritik richtete sich nur gegen die verbreitete Praxis, Krankheiten aller Art oder Schwangerschaften ausschließlich aus dem Harn zu diagnostizieren, ohne den Patienten selbst überhaupt zu Gesicht zu bekommen. Mit der Entwicklung von physikalischen, chemischen und biologischen Untersuchungstechniken konnte die „Harnschau" als Urinuntersuchung im Diagnostikkanon der Labormedizin des Fachgebietes ihren grundlegenden Platz erhalten (Müller und Fangerau 2012). Im Zusammenhang mit der Harnschau nutzte der Kliniker Johann Junker (1679–1759) 1736 aus Halle frühzeitig den Begriff „Urologia", gebildet aus griechisch οὖρον, ouron „Harn" und λόγος, lógos „Lehre, Sinn" in einem Handbucharktikel, nachdem dieser bereits in einer Dissertation aus Tübingen (Monau F v 1622, Juncker 1736) zu lesen war. (Abb. 1).

Die Matula, das Harnglas zur Harnschau, gehört bis heute zum Objektbestand fachkultureller Erinnerung in der Urologie weltweit und ist beispielsweise im Signet der Deutschen Gesellschaft für Urologie e. V. (DGU) (gesichert seit den 1950er Jahren) sowie in dem der American Urological Association (AUA) enthalten (Abb. 2).

© Der/die Autor(en), exklusiv lizenziert durch Springer Fachmedien Wiesbaden GmbH, ein Teil von Springer Nature 2021
F. H. Moll, *Kurze Geschichte der Urologie,* essentials,
https://doi.org/10.1007/978-3-658-33242-6_3

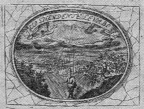

CONSPECTVS
PATHOLOGIAE

494   *TAB. VIII. DE VRINA.*

1) *Vrologia* denotat doctrinam de vrinæ origine, materia, partibus constituentibus ac omnibus accidentibus,ope fen- fuum explorandis, item de variis productis & experimen- tis chymico-statico-physicis.

2) *Vroscopia* est vrinæ inspectio. Das Waſſer beſehen.

3) *Vromantiæ* autem nomine intelligitur potiſſimum, præ- fentia & futura in morbis ex vrina prædicendi habitus, quem aliter Medici rationales, aliter vulgus exercet, & vroscopiam fub se comprehendit.

REPRAESENTATVS
AVCTORE
D. IOANNE IVNCKERO
PROF. PVBL. ORDINAR. ET INSTITVTI
ORPHANOTROPHEI PRACTICO.

HALAE MAGDEBVRGICAE
IMPENSIS ORPHANOTROPHEI
MDCCXXXVI.

Abb. 1 Frühe Handbucherwähnung des Begriffes „Urologie" in der medizinischen Fachli- teratur: Fotomontage Frontispiz und Textstelle Johann Juncker (1679–1759) Conspectus Pathologiae, 1736, Halle, De Urina „Urologia" Repro Moll-Keyn, mit freundlicher Geneh- migung

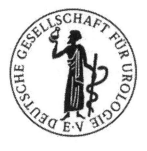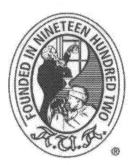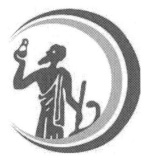

Abb. 2 Die Matula des harnschauenden Arztes als Berufssignet, links: Signet Deutsche Gesellschaft für Urologie, Mitte: American Urological Association, rechts: Berufsverband der Deutschen Urologen

Bei Untersuchungen zur Hagiographie (Darstellung des Lebens von Heiligen und dessen Erforschung) – hier ist das Harnsteinleiden noch vor Geschlechtskrankheiten oder Sterilität führend – ist der Hl. Liborius von Le Mans (4./5. Jahrhundert) ein wichtiger Topos auf nationaler und internationaler Ebene. Lokal wird hier auch der Hl. Rasso von Grafrath (um 900–953) oder der Hl. Apollinaris (Düsseldorf, Remagen) angerufen. St. Apollinaris von Ravenna wird im Rheinland auch mit den „heymlichen Erkrankungen", den Geschlechtskrankheiten, in Verbindung gebracht. Die nichtzerstörende Untersuchung von Harnsteinen, die als Votivgaben dargebracht wurden, lassen wichtige Rückschlüsse auf die Ernährungsgewohnheiten zu bestimmten Zeitepochen zu. Weitere Heilige, die mit dem Fachgebiet der Urologie und der Sexualmedizin in der Volkstradition assoziiert sind, sind der Hl. Hypatius von Ganga, der bei Impotenz angerufen wird, ebenso wie der Hl. Antonius von Padua. Bei den sog. 14 Nothelfern werden der Hl. Blasius bei „Blasenerkrankungen" (Fehldeutung des Namens), der Hl. Vitus bei „Bettnässen" (Fehldeutung des Marter-Attributes Kessel), der Hl. Dionysius oder der Hl. Rochus bei Syphilis und Geschlechtskrankheiten und der Hl. Erasmus bei Koliken (Marter Attribut Seil-Winde) verehrt. Bei Nierenleiden wird im Rheinland der Hl. Lambert von Maastricht angerufen, in Bayern der Hl. Burckhard von Würzburg (Moll 2020, Schwarzburger 2021).

Bei Untersuchungen zu Votivgaben insbesondere in der Antike spielen zumeist griechische oder römische Objekte sowie der Priapos Kult (griechisch Πρίαπος, Sohn der Aphrodite und des Dyonisos, Gott der Fruchtbarkeit und des Glückes, Darstellung mit erigiertem Penis als Symbol der animalischen und vegetabilien Fruchtbarkeit) eine wesentliche Rolle. Zuweilen wird die von den Griechen als

Tab. 1 Bekannte, handwerklich ausgebildete Steinschneider (Auswahl)

Laurent Colot	1520–1590
Georg Bartisch	1535–1606
Fabricius Hildanus	1560–1634
Charles Bernoin	1615–1673
Francois Tolet	1647–1724
Frère Jacques de Beaulieu	1651–1720
Johann Andreas Eisenbarth	1663–1727

Schönheitsideal verstandene Kynodesme (κυνοδέσμη, „Hundeleine"), die durch die Vorhaut vollständig bedeckte Glans penis (Eichel), als Phimose fehlgedeutet.

Der Steinschnitt („Lithotomia vesicae" zu griechisch λίθος lithos, „Stein" und τομή tomē, „Schnitt"; τέμνειν temnein, „schneiden") (Abb. 4) gehört wie die Zystoskopie (zu griechisch κύστι kýstis, „Blase" und griechisch σκοπεῖν skopein, „sehen", Blasenspiegelung) nach eigenem Fachverständnis zu den fachkonstituierenden Eingriffen in der Urologie. Die textliche Dokumentation des Steinschnitts lässt sich bis zu den römsichen Enzyklpädisten und den griechischen Hippokratikern zurückverfolgen. Die „Steinschnitt- Lagerung" als wichtige Operationsposition des Patienten zu vielen endoskopischen transurethralen Eingriffen ist tägliche Fachroutine besonders, ohne dass sich viele Kollegen des Ursprungs noch bewusst sind. In der Reihe der Handwerkschirurgen wurde Steinschneidern – wie auch den Okulisten (Starstechern) – als „Halb- Chirurgen", die ihr Berufswissen in Familientradition weitergaben, in frühneuzeitlichen Rechtsordnungen zum Medizinalwesen häufig eine Sonderstellung zugewiesen (vgl. Tab. 1).

Im Hippokratischen Eid war der Steinschnitt dem gewöhnlichen Mediziner untersagt: „Οὐ τεμέω δὲ οὐδὲ μὴν λιθιῶντας, ἐκχωρήσω δὲ ἐργάτησιν ἀνδράσι πρήξιος τῆσδε." „Nie und nimmer werde ich bei (Blasen-) Steinkranken den Schnitt machen, sondern sie zu den werkenden Männern wegschieben, die mit diesem Thun vertraut sind" (Hansson 2020) (Abb. 3 und 4).

Kunst- und kulturgeschichtliche Untersuchungen, häufig von Urologen verfasst, bilden einen weiteren, wichtigen Teil der fachinternen urologischen Erinnerungskultur. Im Jahr 1904 gab der Berliner Urologe Otto Mankiewicz (ca. 1863–1919) bereits einen Nachdruck eines um 1575 verfassten, reich bebilderten, deutschsprachigen Manuskriptes von Georg Bartisch (1535–1607) zum Steinschnitt mit eigenen Anmerkungen heraus (Mankiewicz 1904; Dietrich 2009).

In den Taxordnungen, die sich ab der frühen Neuzeit entwickelten und eine staatlich bestimmte, für Ärzte verbindliche Festsetzung des ärztlichen Honorars

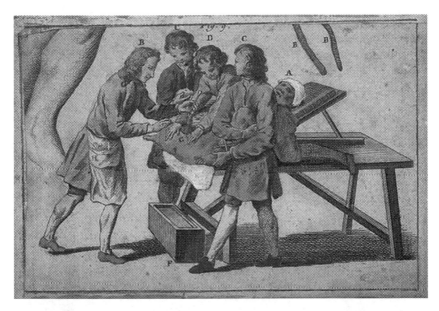

Abb. 3 Lagerung zum Steinschnitt, kolorierter Stich aus Lorenz Heister (1683–1758) „Chirurgie = Wundartzney", 1743, Tafel 7, Ausschnitt, S. 823. Repro Moll-Keyn, mit freundlicher Genehmigung

vorgaben, wurde diesem Eingriff häufig eine besondere Aufmerksamkeit zugemessen. Der Eingriff war in der Regel gut dotiert. In einer Ordnung für das Großherzogtum Baden 1806 ist das Entgelt für einen Steinschnitt auf 15 Gulden (Trepanation 11 Gulden, Krankenbesuch 30–45 Kreuzer) angesetzt. Für das Königreich Bayern wurden 1866 detailliert für eine „Operation des Blasensteins" 10–80 Gulden („Wasserbruch, Kastration" 5–30 Gulden, „Visite" 30 Kreuzer – 2 Gulden) festgelegt (Groß 1999).

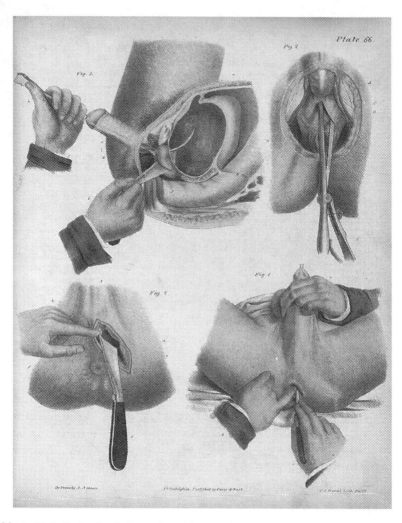

Abb. 4 Technik der Sectio Lateralis (Lithotomy lateral operation) aus: Joseph Pancoast (1805–1882) 1846 „A treatise on operative surgery comprising a description of the various processes of the art, including all the new operations; exhibiting the state of surgical science in its present advanced condition, revised and enlarged", Carey and Hart, Philadelphia, Plate 66. Kolorierter Stich. Repro Moll-Keyn, mit freundlicher Genehmigung

Die Etablierung des klinischen Fachs Urologie

Die Entwicklung von Physik und Chemie hin zu den neuen empirischen Experimentalwissenschaften im Verlauf des 19. Jahrhunderts mit Ablösung eines idealistisch-philosophischen Denkens zu einer naturwissenschaftlichen Arbeitsweise veränderte die Bio-Wissenschaften wesentlich. Diese neuen Naturwissenschaften erhielten einen entscheidenden Einfluss auf die Medizin. Bereits die Entstehung der modernen klinischen Medizin um 1800 – insbesondere in Paris, Berlin und Wien – war gerade dadurch gekennzeichnet, dass der Patient durch die Anwendung physikalischer, chemischer und technischer Untersuchungsmethoden zum messbaren Objekt wurde, dessen Fehlfunktionen mit neu entwickelten Apparaten diagnostiziert und therapiert werden konnten. Sie sind reproduzierbar und öffnen sich der statistischen Auswertung. Ihre Darstellung prägte wiederum die Sicht auf die jeweiligen Erkrankungen in den medizinischen Fachgebieten (Martin und Fangerau 2006, 2010, 2020).

In der Entwicklung der Urologie als eigenständige medizinische Disziplin unabhängig von Chirurgie und Innerer Medizin lassen sich drei wesentliche Entwicklungslinien herausarbeiten:

- Die Therapie des Blasensteines mit ersten „minimal invasiven" Therapieansätzen und Ausarbeitung von Methoden zu einer standardisierten (im heutigen klinischen Sprachgebrauch „leitliniengerechten") Handlungsweise.
- Die Einführung der Endoskopie (zu griechisch ἔνδον éndon, „innen, innerhalb") von Hohlorganen mit daraus resultierenden diagnostischen und operativen Eingriffen.
- Die Herausarbeitung eines von funktionellen Gesichtspunkten bestimmten Operationskanons an den Han- und Geschlechtsorganen als Funktionseinheit unter Einbeziehung einer fachinternen und spezifischen Diagnostik.

F. H. Moll, *Kurze Geschichte der Urologie*, essentials, https://doi.org/10.1007/978-3-658-33242-6_4

Nach theoretischen Vorarbeiten durch Franz von Paula Gruithausen (1774–1852) konnte in Paris Jean Civiale (1792–1867) mit seinem 1818 entwickelten „trilabe" am 13. Januar 1824 erstmals transurethral (durch die Harnröhre) minimal-invasiv einen Blasenstein zertrümmern, was die Komplikationsrate der „offenen" Blasenstein-Operation in der vorantiseptischen und Vor-Narkoseära wesentlich senkte. Civiale erfasste seine sämtlichen Operationen in mehreren Publikationen (Abb. 1). Damit konnte er statistisch die Überlegenheit seiner Methode herausarbeiten. Bei der „blinden" Lithotripsie kamen 7 Todesfälle bei 307 Operationen vor (2,2 %), während der Steinschnitt 1024 Todesfälle bei 5443 Operationen (18,8 %) bot (Matthews 2002). Das führte zu harten, persönlichen Auseinandersetzungen mit Vertretern der traditionellen, „offenen" Operationsmethode, beispielsweise Vinzenz Ritter von Kern (1760–1829), Inhaber des Lehrstuhls für praktische Medizin in Wien. In der deutschsprachigen, insbesondere in der von der Wiener Schule geprägten medizinischen Publizistik, war die Diskussion um die Wertigkeit der beiden unterschiedlichen operativen Zugänge zur Steinthera-pie und Differentialindikationen erst mit den Publikationen von Robert Ultzmann (1842–1889) und Leopold von Dittel (1815–1898) am Ende des 19. Jahrhunderts abgeschlossen und damit auch standardisiert und professionalisiert. Von Dittel leitete ab 1861 die Dritte Chirurgische Klinik am Allgemeinen Krankenhaus und entwickelte sie zu einem „Mekka für die Urologie" (Lesky 1965; Gächter 2019). Das neue Operationsverfahren ermöglichte die Einrichtung spezialisierter urologischer Behandlungseinheiten in den neu entstehenden allgemeinen Kran-kenhäusern (Jean Civiale Hopital Necker 1828, Viktor von Ivanchich (1812–1892) Allgemeines Krankenhaus (AKH), Wien 1842, Josef von Dittel, 3. Chirurgische Klinik des AKH 1861). Der Eingriffsraum, der Operationssaal entwickelte sich dabei zu einem Feld heftiger Auseinandersetzungen konkurrierender operativer Disziplinen (Moll 2014).

Eine weitere, nun sichere transurethrale Behandlungsmöglichkeit war die Spaltung der zumeist gonorrhoisch bedingten, häufig vorkommenden Harnröh-renstrikturen. Diese verdrängte die Dehnungs-Behandlung mit Kaustika, „Kerzen" und Kathetern zunehmend. Jean Civiale gab hierzu ebenfalls ein Instrument 1817 an.

Die Operationen an prominenten Harnsteinpatienten wie König Leopold I. von Belgien (1780–1865) oder Kaiser Napoleon III (1798–1873) von Frankreich popularisierten im letzten Drittel des 19. Jahrhunderts diese minimal-invasive Operationsmethode wesentlich. Neben den späteren transurethralen Eingriffen bei gutartiger Prostatavergrößerung sollte die blinde Blasensteinlithotripsie zum Auf-bau eines eigenständigen urologischen Bäder- und Kurwesens beispielsweise in

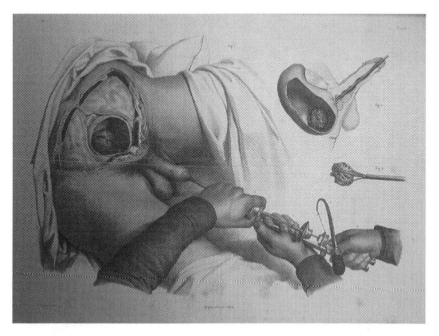

Abb. 1 Minimal invasive Operation von Blasensteinen nach Jean Civiale (1792–1867) aus: Jean Marc Bougery (1797–1849) und Nicolas Henri Jacob (1782–1871) 1840, Médecine Opératoire, Delaunay, Paris. Repro Moll-Keyn, mit freundlicher Genehmigung

Bad Wildungen, Bad Brückenau oder Karlsbad (tschechisch Karlovy Vary) einen entscheidenden Beitrag leisten.

Zystoskopie

Für die Disziplinbildung in den Wissenschaften und der Medizin sind nach Mary Jo Nye 1993 stets auch spezifische Instrumente und Techniken wichtig (Nye 1993). Für die Urologie ist dies sicherlich das Zystoskop (Blasenspiegel). Bereits 1806 gelang es dem Frankfurter Arzt Philipp Bozzini (1773–1809) einen Beleuchtungsapparat zu konstruieren, bei dem sich in einem gefensterten Rohr eine Wachskerze und ein Konkavspiegel (Hohlspiegel) befinden. Ergänzend verwandte er den Körperöffnungen entsprechende Spekula. Die Erfindung „verschwand", weil der Protagonist 1809 plötzlich an Typhus verstarb. Das Modell regte in der militärärztlichen Akademie in Wien eigene Untersuchungen an. Einzelne Anwender optimierten in der Folge Teile des Instrumentes wie beispielsweise Jean Antonin Desormeaux (1815–1894) in Paris, der die Beleuchtungsintensität wesentlich verbesserte. Maximilian Nitze (1848–1906) konnte ab 1876 in Dresden, ab 1879 in Wien und ab 1880 in Berlin mit Versuchen über die Beleuchtungsmöglichkeit innerer Hohlorgane ein klinisch praktikables Instrument in Zusammenarbeit mit mehreren Instrumentenbauern (u. a. Wilhelm Heinrich Deicke (1834–1913), Dresden, Johannes-Straße 13; Josef Leiter (1830–1892), Wien, Mariannengasse 11; Louis und Heinrich Löwenstein, Berlin N, Ziegelstraße 28 u. 29) entwickeln. Das Zystoskop wurde ab ca. 1890 (erste Präsentation am Lebenden 1879 in Wien, Einführung der Mignon-Glühbirne ab 1888, Blasentumoroperationen ab 1896 durch Nitze) zum Signaturinstrument der sich entwickelnden Spezialdisziplin. Aufgrund des Organsystems und dessen retroperitonealer (hinter dem Bauchfell/der Bauchhöhle gelegen) Lage waren größere Operationen an Niere und ableitenden Harnwegen in der Ära vor Einführung von Anästhesie und Antisepsis sowie der Antibiotikatherapie kaum möglich. Sie waren aber mit niedrigeren Komplikationsraten im Vergleich zu Eingriffen in der Bauchhöhle behaftet. So sollte die Nierenentfernung ähnlich der Entfernung

F. H. Moll, *Kurze Geschichte der Urologie,* essentials, https://doi.org/10.1007/978-3-658-33242-6_5

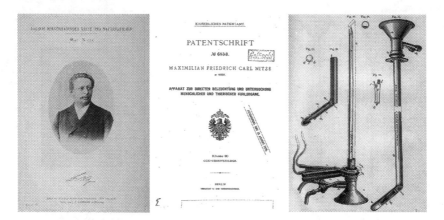

Abb. 1 links: Maximilian Nitze 1848–1906 Mitte; Patentschrift Max Nitzes von 1879, rechts: Nitze Zystoskop aus dem Katalog der Fa. Leiter, Wien. Repro Moll-Keyn, mit freundlicher Genehmigung

von Ovarialzysten und Fisteloperationen nach stattgehabten Geburtstraumen die ersten größeren Eingriffe einer sich entwickelnden naturwissenschaftlichen orientierten, operativen Medizin werden, teils auch unter fragwürdigem ethischen Vorgehen. Schon früh werteten Urologen ihre eigenen, niedrigeren Komplikationsraten besonders bei der Prostatachirurgie oder auch der Nierenchirurgie als Effizienzverbesserung gegenüber der konkurrierenden allgemeinen Chirurgie bzw. operativen Medizin.

Das Zystoskop wurde innerhalb der Urologie zur technischen Basis der sich hieraus entwickelnden Endoskope mit konsekutiven Untersuchungs- bzw. Therapiemöglichkeiten wie Laparoskop, Ureteroskop, Nephroskop sowie diverser Resektionsinstrumente ohne die auch die aktuellen robotischen Eingriffe nicht ausführbar wären. In der Nitze Patentschrift Nr. 6853 vom 22. August 1879 des Kaiserlichen Patentamtes in Berlin, „Apparat zur direkten Beleuchtung und Untersuchung menschlicher und thierischer Hohlorgane", war bereits die Basis zur Entwicklung von Gastroskopen sowie Rektoskopen entsprechend dieses technischen Prinzips gelegt worden (Abb. 1).

Operative Urologie

Mit dem Erstarken der naturwissenschaftlichen Medizin konnten sich auf operativem Gebiet, besonders nach Einführung der Anästhesie mit Äther 1846 und Chloroform 1847, in Europa Operationen unter Schmerzausschaltung in einem differenzierten Prozess ähnlich der späteren Einführung der Antisepsis ab den 1870er Jahren über einen längeren Zeitraum durchsetzen, wovon auch die endoskopischen, minimal invasiven Eingriffe profitierten (Schlich 2008).

In der Urologie war hiervon zunächst die „blinde Blasensteinlithotripsie" von Urologen wie Sir Henry Thompson (1820–1904), London, oder Viktor von Ivanchich, Wien, betroffen. Diese Spezialisten kooperierten ihrerseits mit früh auf die Techniken der Anästhesie spezialisierten Ärzten, was den Urologen eine besondere operative Sicherheit und einen Effizienzvorsprung bei der Patientenversorgung ermöglichte. Weiterhin führten die hierdurch verbesserten Möglichkeiten der Operation von geburtshilflich bedingten Blasenscheidenfisteln schließlich zur ersten geplanten Nephrektomie (Nierenentfernung) durch den Heidelberger Ordinarius und Proto- Urologen Gustav Simon (1824–1876) am 2. August 1869 an der Patientin Margaret(h)a Kle(e)b (1820–1878) aus Offenbach a. M. (Moll und Rathert 1999). Simon gelang es bereits in seiner Erstpublikation (Simon 1871/1876) (Abb. 1) weiterhin, durch die Erfahrungen des Deutsch-Französischen Krieges von 1870/71 gewonnene wehrmedizinische Inhalte zu berücksichtigen. Auch die radikale Operation der Hydrozelen („Wasserbrüche") war unter antiseptischen Kautelen nunmehr problemlos möglich und löste die Injektionsverfahren mit Jod oder Caustica oder die Therapie mit dem „Haarseil" bzw. Punktionen ab (Bramann 1885).

Bis zum Jahre 1900 hatte sich ein Kanon von operativen Eingriffen an den Nieren und den Harnleitern bei vielfältigen Indikationen herausgebildet, wobei rasch

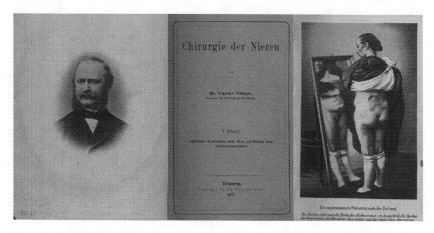

Abb. 1 links: Gustav Simon (1824–1876) Heliogravüre, Mitte: Cover „Chirurgie der Nieren", rechts: Margaretha Kleb (1820–1878), Sammlung Moll. Repro Moll-Keyn, mit freundlicher Genehmigung

organentfernende Eingriffe an Zahl abnahmen und organerhaltende, funktionelle Gesichtspunkte berücksichtigende, zunehmend Raum gewannen.

Die operativen Eingriffe an der Blase mit der ersten technisch erfolgreichen Zystektomie (Blasenentfernung) im Jahre 1887 durch Bernhard Bardenheuer (1839–1913), Köln, sowie die Operationen an der Prostata, beispielsweise durch Leopold von Dittel (1815–1898), Wien, oder Peter Freyer (1851–1921), London, folgten. Diese Eingriffe wurden unter onkologischen Aspekten jedoch erst nach dem Zweiten Weltkrieg (radikale Prostatektomie durch Patrick Walsh bei Prostatakarzinomen, radikale Zystektomie mit Bildung von Reservoiren („Ersatzblasen") beispielsweise durch Richard Hautmann, Urs Studer, Rudolf Hohenfellner u. a. bzw. Indiana Pouch) technisch perfektioniert und standardisiert.

Frühe rein dem Fachgebiet gewidmete Operationslehren im Bereich der Urologie waren im deutschen Sprachgebiet die Übersetzung der Publikation von Joaquin Albarran (1860–1912) 1909 durch Emil Grunert (1878–1838), die von Rudolf Oppenheimer (1880–1935) 1910 sowie diejenige von Friedrich Voelcker (1872–1955) und Hans Wossidlo (1854–1918) 1918/1921 (Voelcker und Wossidlo 1918). Bis nach dem Zweiten Weltkrieg fanden sich die gängigen urologischen Operationen auch in allgemeinchirurgischen Operationsanleitungen.

Fachdifferenzierung und Fachspezialisierung im 19. und 20. Jahrhundert im deutschen Sprachraum

Die Bildung von Fachdisziplinen in den akademischen Fächern ist ein Vorgang funktionaler Differenzierung. Hieran hatten die Vermehrung des Wissens besonders ab dem 18. Jahrhundert, die Zunahme von Forschungs- und Lehrstätten sowie die Zunahme der gesellschaftlichen Arbeitsteilung eine wesentliche Ursache. Die Struktur der akademischen Fächer entstand in eigendynamischen Wachstumsprozessen, wobei das Streben nach Autonomie der einzelnen Akteure einen wesentlichen Einfluss besaß. Die Entstehung und Entwicklung neuer Disziplinen in der Medizin folgte in den seltensten Fällen dem von dem Wissenschaftsphilosophen Thomas Kuhn (1992–1996) beschriebenen Muster revolutionärer Umbrüche im Wissenschaftssystem, sondern vielmehr einem evolutionären Modell der allmählichen Ausdifferenzierung und Verselbständigung neuer Forschungsrichtungen (Czada 2002).

Das Fachgebiet der Urologie entwickelte sich im 19. Jahrhundert – ähnlich der Chirurgie – mit dem Erstarken des naturwissenschaftlichen Paradigmas von einer handwerklich orientierten Disziplin der vornaturwissenschaftlichen Ära zu einer naturwissenschaftlichen, aber früher als die allgemeine Chirurgie auf einen funktionsorientierten Blick ausgerichteten, technisch hoch affinen medizinischen Spezialdisziplin. Diese besaß neben der Chirurgie auch mit der Venero-Dermatologie, der erstarkenden Frauenheilkunde, der sich entwickelnden Sexologie/Sexualwissenschaft aber auch der Medizinischen Klinik enge fachliche Berührungspunkte. Die These, dass die Disziplin der Urologie eine Abspaltung aus einer im 19. Jahrhundert lokalistisch ausgerichteten Chirurgie war und ist, wurde nicht nur chirurgischerseits, sondern auch von Medizinhistorikern häufiger repetiert und publiziert. Dies ist als eine aus der chirurgischen Fachabgrenzung heraus zu verstehende Sicht zu deuten, die sich anhand von Quellen nicht belegen lässt.

© Der/die Autor(en), exklusiv lizenziert durch Springer Fachmedien Wiesbaden GmbH, ein Teil von Springer Nature 2021
F. H. Moll, *Kurze Geschichte der Urologie*, essentials,
https://doi.org/10.1007/978-3-658-33242-6_7

Tab. 1 Merkmale einer
selbstständigen
medizinischen Fachdisziplin
(nach Eulner, Laitko)

Eigene Geschichte
Eigener Name
Abgegrenztes Organsystem
Facharztanerkennung
Eigene Kliniken (Behandlungseinheiten)
Eigenständige Vertretungen an den Universitäten
Fachspezifisches Instrumentarium und eigenständige Behandlungsmethoden
Eigene wissenschaftliche Publikationsorgane
Eigene wissenschaftliche und berufspolitische Organisationen und Kultur

Die Entwicklung verlief keineswegs linear, sondern in Phasen und Wellen unter deutlichen regionalen Unterschieden und ist bis heute nicht frei von inneren Widersprüchen. In der Medizingeschichte sind zur Charakterisierung einer eigenen Disziplin (vgl. Tab. 1) bestimmte Analysemerkmale eingeführt worden, die für verschiedene Untersuchungsansätze durchaus nutzbar sind. Laitko versteht die Disziplingenese als sozialen Prozess. Stichweh betont für den Differenzierungsprozess institutionelle ‚Standardformen' wie beispielsweise Universitäten, an denen sich eine disziplinäre Differenzierung vollzogen hat (Leitko 1989; Stichweh 1994).

Die historische Realität und Praxis in der Urologie ist in ihrer charakteristischen und konkreten, sozialen Erscheinungsform unter Berücksichtigung von maßgeblichen Realisierungskontexten infrastruktureller und institutioneller Bedingungen über den Ansatz einer mikrohistorischen Rekonstruktion der Geschichte fassbar. Hierzu eignet sich, die Entwicklung der Urologie im jeweiligen Kontext einer einzelnen Organisationsstruktur, beispielsweise in einem einzelnen Krankenhaus oder an einer einzelnen Universität, zu analysieren (Moll 2014) (Tab. 2).

Die Ausbildung eines Spezialfaches geht mit einer sogenannten Fachkultur einher, in die neben Fachwissen und Methoden auch das in der Praxis kollektiv angeeignete Erfahrungswissen einfließt und die sich besonders in einer differenzierten Lehr- und Handbuchpublikation niederschlägt. Schon vor der Wende zum 20. Jahrhundert finden sich im deutschsprachigen Bereich umfassende, mehrbändige Lehr- und Handbuchausgaben, die das eigene Fachselbstverständnis

Tab. 2 Frühe Habilitationen von Urologen an Universitäten des deutschen Sprachraums (Auswahl)

Universität Wien	
Victor von Ivanchich	1851 Urologie (Arbeiten zur Blasensteinlithotripsie)
Leopold von Dittel	1856 operative Chirurgie (Verkürzung der Achillessehne bei Pes equinus)
Gustav Jurie von Lavander	1872 Chirurgie der Harn- und Geschlechtsorgane
Robert Ultzmann	1874 Erkrankungen der Harnorgane
Anton Ritter von Frisch	1882 Chirurgie
Viktor Blum	1912 Urologie
Friedrich-Wilhelms-Universität Berlin	
Max Nitze	1889 Chirurgie (Lehrbuch der Kystoskopie)
Carl Posner	1890 Innere Medizin (Die Aufgaben der Internen Therapie bei Erkrankungen der Harnwege)
Eugen Joseph	1910 Chirurgie
Karl Heusch	1942(!) Urologie (Klinische Beiträge zum Krebs der Harnblase)
Ludwig-Maximilians-Universität München	
Ludwig Kielleuthner	1914 Urologie

grundlegend reflektieren (Zuelzer und Oberländer 1894, von Frisch und Zuckerkandl 1904), jedoch deutlich später als in England (Thompson 1869), Frankreich (Civiale 1847) oder gar den USA (Gross 1851) (Abb. 10).

Die der Fachkultur zugrunde liegenden Wahrnehmungs-, Denk- und Handlungsmuster prägen sich zum Teil unbewusst durch ein Hineinwachsen der handelnden Protagonisten ein. Durch die fachliche Ausbildung und persönliche Beobachtung entstehen nach dem Habitus- Konzept des französischen Soziologen Pierre Bourdieu (1930–2002) relativ stabile, dauerhafte Haltungen, welche die in einem medizinischen Fach Handelnden in Form bestimmter eigener Gewohnheiten oder Tätigkeiten ausdrücken. Handelnde in einem bestimmten Tätigkeitsfeld stellen somit auch stets die Bedingungen des diese Personen umgebenden Feldes dar. Der Habitus hält, indem er die Praxis der Akteure hervorbringt, wiederum die Struktur des Feldes aufrecht. Somit bedingen sich die Strukturen des Handlungsfeldes und das Verhalten der Akteure – die fachspezifische Praxis – gegenseitig und müssen immer wieder in dem sie umgebenden medizinischen Feld ausgehandelt werden (Fangerau und Imhof 2015). Gerade die hohe technische und fachliche Kompetenz in der Behandlung von Erkrankungen des Funktionsfeldes Harnorgane bei Mann und Frau inklusive der männlichen Sexualorgane setzen Urologen immer wieder ein, um ihre Position in Klinik und Praxis bei dem klassischen medizinischen Querschnittsfach zu sichern. Dies fängt mit der Pflege einer eigenen Geschichte in Deutschland beispielsweise seit Gründung der Deutschen Gesellschaft für Urologie und ihrem ersten Kongress in Wien 1907 an, die das historische Argument zur Selbstvergewisserung des eigenen Faches und des eigenen Habitus einsetzt (Rathert 2013).

Seit 1867 trafen sich Urologen zum wissenschaftlichen Austausch auf internationaler Ebene im Rahmen der „Allgemeinmedizinischen Kongresse", die sich in der Folge der zweiten Weltausstellung in Paris etabliert hatten.

Die 1871 in Berlin gegründete Deutsche Gesellschaft für Chirurgie bot zusammen mit den sich entwickelnden operativ ausgerichteten Zeitschriften wie „Langenbecks Archiv für Klinische Chirurgie" (seit 1860 bis heute), „Bruns Beiträge zur klinischen Chirurgie" (1885–1974) oder „Deutsche Zeitschrift für Chirurgie" (1872–1947) operativ tätigen Ärzten ab diesem Zeitpunkt eine Plattform zum professionalisierten wissenschaftlichen Austausch. Hieran nahmen auch frühe Urologen rege Anteil. Als Muttergesellschaft im Zeitalter der sich ständig erweiternden und verstetigenden wissenschaftlichen Kommunikation – in der Folge der Aufklärung – gilt im deutschsprachigen Raum die 1822 in Leipzig gegründete „Gesellschaft deutscher Naturforscher und Ärzte" (GDNÄ). Auf der „68. Naturforscherversammlung" im September 1896 in Frankfurt/Main trafen sich erstmals ca. 10 bis 15 Urologen (u. a. Berg, Frank, Goldberg, Kollmann, Kümmell, Küster, Kulisch, Nitze, Mankiewitz) wohl auf Anregung des Dresdner Venero-Urologen Felix Martin Oberländer (1849–1915). Ihr Ziel war „der Gründung einer Urologischen Fachgesellschaft näherzutreten", ohne jedoch in den nächsten Jahren mit diesem Vorhaben voranzukommen.

Die 1906/1907 gegründete (alte) Deutsche Gesellschaft für Urologie (DGfU) war eigentlich eine deutsch-österreichische Gesellschaft, in der jüdische und jüdisch-stämmige Ärzte wichtige Positionen einnahmen. Auch waren in Gremien (Proto-) Urologen aus der Schweiz vertreten. Der erste Kongress der dann 1906 nach dem Tode Max Nitzes gegründeten Deutschen Gesellschaft für Urologie (DGfU) wurde für den 2.–5. Oktober 1907 nach Wien einberufen und tagte im Hause der Gesellschaft der Ärzte (Moll 2018) (Abb. 11) (siehe Abb. 1).

Die Vorstandsposten waren doppelt mit Mitgliedern aus dem Deutschen Reich sowie aus Österreich-Ungarn besetzt. Die Gesellschaft schaffte es, die wissenschaftlichen und fachpolitischen Interessen des Querschnittsfaches Urologie mit

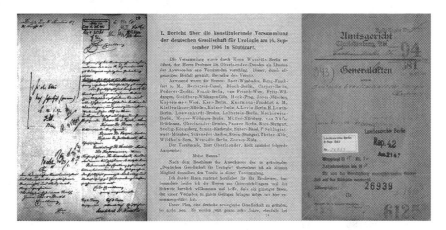

Abb. 1 Links: Bericht des Schriftführers Hans Wossidlo (1854–1918) der alten DGfU an den preußischen Kultusminister Conrad von Studt (1838–1921) über die Gründung der Fachgesellschaft. Mitte: „Bericht über die konstituierende Versammlung der deutschen Gesellschaft für Urologie am 16. September 1906 in Stuttgart" mit anwesenden Personen, aus Oberländer, F. M. (1908) Verhandlungen der Deutschen Gesellschaft für Urologie 1. Kongress in Wien 2.–5. Oktober 1907, Coblentz, Berlin und Thieme, Leipzig, S. 3–6, hier Seite 3, rechts Aktenfaszikel des Amtsgerichts Berlin Charlottenburg 1930 zur Eintragung in das Vereinsregister. Repro Moll-Keyn, mit freundlicher Genehmigung.

seinen vielfältigen Berührungspunkten zu den Nachbardisziplinen zu bündeln. Nach der wissenschaftlichen Isolierung infolge des Ersten Weltkrieges gelang es den gleichen Akteuren, verlorenes wissenschaftliches Terrain zurückzugewinnen. Anfang der 1930er Jahre war das Fachgebiet der Urologie das kleinste der auf dem Bremer Ärztetag 1924 festgelegten medizinischen Spezialfächer, zu dem ca. 1,7 % der deutschen Ärzteschaft zählten.

Nach dem geltenden Vereinsrecht während der Weimarer Republik und im Land Preußen hatte die DGfU sich im Jahre 1929 um die Eintragung in das Vereinsregister am Amtsgericht Berlin-Charlottenburg bemühen müssen und wurde am 08. April 1930 eingetragen.

Urologie und Nationalsozialismus

Aufgrund der Wirtschaftskrise wurden die Urologen-Kongresse zunächst verschoben. Die Wahl des Österreichers Hans Rubritius (1876–1943) im Jahre 1929 zum Präsidenten der DGfU erschwerte nach dem Verbot der NSDAP in Österreich im Juni 1933 die Zusammenarbeit zwischen Deutschland und Österreich. 1934 gründete sich die auf das nationalsozialistische Deutsche Reich beschränkte „Gesellschaft Reichsdeutscher Urologen (GRU)". Ausschlaggebend scheint der Umstand gewesen zu sein, dass in Österreich vor dem „Anschluss" 1938 vom Nationalsozialismus als „jüdisch" klassifizierte Urologen weiterhin in der Führung des Fachs vertreten waren. Beispielsweise richtete Viktor Blum (1877–1954 Chicago), Habilitation im Jahre 1912, im September 1936 den 6. Internationalen Urologenkongress der 1908 als AIU (Association Internationale d'Urologie AIU) gegründeten Société Internationale d' Urologie (SIU) in Wien aus. Eine Zusammenarbeit der nationalsozialistisch eingestellten deutschen Urologen mit vielen österreichischen Kollegen erschien daher kaum denkbar.

Im Deutschen Reiche fanden Urologen-Tagungen der GRU in Eisenach am Fuße der Wartburg 1936 und 1937 statt, die im wissenschaftlichen Programm – wie bei anderen Fachgesellschaften – einen deutlichen Einschlag nationalsozialistischer Themen erkennen ließen. Danach ruhte die Kongresstätigkeit der Fachgesellschaft, zum Ende des Krieges wurden aufgrund Rohstoffmangel und Kriegsverpflichtung die „Zeitschrift für Urologische Chirurgie" (Springer Verlag) sowie die „Zeitschrift für Urologie" (Georg Thieme Verlag), die wichtigsten Fachpublikationsorgane, im Sommer 1944 eingestellt. Die wissenschafliche Aufarbeitung der Zeit des Nationalsozialismus wurde für die Fachgesellschaft in einem geförderten Projekt aufgearbeitet, wobei noch Disederate bestehen. (Krischel 2011, 2014).

F. H. Moll, *Kurze Geschichte der Urologie*, essentials, https://doi.org/10.1007/978-3-658-33242-6_8

Die Zeit nach dem Zweiten Weltkrieg

Die DGU war als wissenschaftliche Fachgesellschaft zunächst gesamtdeutsche Vertreterin des Faches Urologie bis zum Mauerbau im Jahre 1961. Auch die kooperierenden Vertreter aus Österreich, die formal 1946 ebenfalls eine neue Fachgesellschaft gründeten (Wahl des 1. Präsidenten Gallus Pleschner (1883–1950) am 7.1.1947), wurden nach dem Zweiten Weltkrieg rasch wieder integriert. Ebenfalls wurde am 27. Oktober 1944 in Genf nunmehr eine Schweizerische Urologische Gesellschaft (1. Präsident Fritz Suter, 1870–1961) gegründet (Hauri 2007). Man löste die alte DGfU – die auch nach 1934 formal bestehen geblieben war – vereinsrechtlich auf, übertrug das noch vorhandene Vermögen auf die neugegründete DGU, die in besonderer personeller Kontinuität zur GRU stand, und arbeitete hochschulpolitisch bei der Besetzung von Lehrstühlen, in Ausschüssen und Redaktionsteams von Fachzeitschriften sowie supranationalen Gremien wie der Leopoldina in Halle eng zusammen. Noch 1959 fand ein gesamtdeutscher Urologenkongress symbolträchtig in Ost- und Westberlin unter der Präsidentschaft von Martin Stolze (1900–1989), Halle, statt, der ein markantes Beispiel für die Netzwerke des jeweiligen Präsidenten war und der die jeweilige gesellschaftliche Funktion von Wissenschaft zum Ausdruck brachte. Erst der Mauerbau 1961 führte zur Gründung einer eigenen Gesellschaft für Urologie der DDR, zunächst als „Arbeitsgemeinschaft der Urologen der DDR", die 1962 in Stralsund ihre erste Tagung abhielt (Präsident Gerhard Wilhelm Heise (1911–1982), Magdeburg). Seit 1949 gründeten sich auch mehrere westdeutsche Regionalgesellschaften, wie 1949 die „Bayrische Urologenvereinigung", 1957 die „Nordrhein- Westfälische Gesellschaft für Urologie", 1960 die „Südwestdeutsche Gesellschaft für Urologie" (SWDGU) und 1961 die „Vereinigung Norddeutscher Urologen" (VNU) (Halling 2015).

F. H. Moll, *Kurze Geschichte der Urologie,* essentials, https://doi.org/10.1007/978-3-658-33242-6_9

Erst in der Zeit nach 1945, insbesondere seit den 1970er Jahren in Folge von Empfehlungen des Wissenschaftsrates, wurden urologische Lehrstühle an allen medizinischen Fakultäten in Westdeutschland eingerichtet. In dieser Zeitperiode erhielten auch Lehrstühle zur Medizingeschichte einen festen Platz im Curriculum für Studierende der Medizin. Weiterhin nahm die Gründung spezialisierter Fachkliniken zu oder es wurden bestehende ausgebaut und erweitert. Gleichzeitig vollzogen jüngere Fachkollegen durch Auslandsaufenthalte insbesondere in den USA und vermehrte Publikationstätigkeit in internationalen Journalen („Urologia internationalis" ab 1955, „Journal of Urology") den (Wieder-) Anschluss an die internationale Forschung und den zugehörigen Wissensaustausch (Halling 2015). Ein ähnlicher Prozess vollzog sich auch in der DDR (Konert 2015).

Zwei Urologen, Werner Forssmann (1904–1979) im Jahre 1956 sowie Charles Brenton Huggins (1901–1997) im Jahre 1966, erhielten den Nobelpreis für Physiologie oder Medizin. Weitere Urologen oder der Urologie nahestehende Forscher (u. a. Felix Guyon, James Israel 1848–1926, Gottfried Benn 1886–1956, Eugen Steinach 1869–1944, Edwin Beer 1876–1938, Franz Volhard 1872–1950) wurden nominiert (Hansson 2019, Hansson/Angetter-Pfeiffer 2021).

Entwicklungslinien der Urologie in Europa und den USA

Fachdifferenzierung, Spezialisierung und Professionalisierung der Urologie in Europa und den USA weisen ähnliche Problemkreise wie die Entwicklung in den deutschsprachigen Ländern auf. Wesentliche Unterschiede ergeben sich aufgrund der unterschiedlich strukturierten, historisch gewachsenen Gesundheitssysteme in den einzelnen Ländern (Mattelaer 1992; Williams 1999; Mattelaer und Schultheiss 2010).

Manche Entwicklungen verliefen in den einzelnen europäischen Ländern und den USA parallel, andere deutlich zeitversetzt. Eine frühe akademische und institutionell-organisatorische Etablierung finden wir in den Metropolen Wien und Paris. Diese Städte wurden hierdurch ebenfalls frühe Ausbildungsstätten für Ärzte, die sich in der Spezialdisziplin Urologie durch Hospitation weiterbilden wollten. Viktor von Ivanchich de Margita (1812–1822), Wien, erhielt 1842 bereits eine eigene Behandlungseinheit am Wiener Allgemeinen Krankenhaus. Die Habilitation („Privatdozentur") Ivanchichs erfolgte im Jahre 1851, kurz nach der Wiener Universitätsreform.

Felix Casimir Felix Guyon (1831–1920) etablierte am Hôpital Necker in Paris eine Referenzausbildungsstätte für viele Urologen der ersten Generation aus Europa und den USA. Er erhielt 1890 den ersten Lehrstuhl für Urologie in Paris. Sein Handbuch „Die Krankheiten der Harnwege, klinische Vorlesungen aus dem Hopital Necker: Semiologie, Diagnostik, Pathologie und Therapie" (Guyon 1896) sicherte wie das Handbuch von Anton Ritter von Frisch und Otto Zuckerkandl (1861–1921) (von Frisch/Zuckerkandl 1904–1906) den Wissensfundus des Fachgebietes am Ende des 19 Jahrhunderts. Guyon war Nachfolger von Jean Civiale, der maßgeblich die Einführung eines minimal invasiven Vorgehens bei der Blasensteinbehandlung ausgearbeitet hatte und bereits ab 1828 über eine eigene Behandlungseinheit am Hôpital Necker verfügte. Civiale konnte die

F. H. Moll, *Kurze Geschichte der Urologie*, essentials, https://doi.org/10.1007/978-3-658-33242-6_10

Überlegenheit seiner Methode und damit seines Instrumentariums samt Indikationsstellung nach heutigen Kriterien „evidence based" und statistisch gesichert am Übergang zur naturwissenschaftlichen Ära nachweisen. Übersetzungen ins Deutsche und Englische sicherten seinen Publikationen einen hohen Verbreitungsgrad, was zur raschen Durchsetzung dieser Technik, sogar im außereuropäischen Raum wie etwa in Persien, wesentlich beitrug (Gächter und Moll 2019). Ein Mittel für die rasche Wissensverbreitung war die publikumswirksam ausgetragene wissenschaftliche Diskussion zwischen Jean Civiale und Anton Ritter von Kern, Wien (Wattmann 1835).

Analog zu Jean Civiale und Felix Guyon verstand es in England der viktorianischen Epoche Sir Henry Thompson (1820–1904) auf dem Gebiet der Prostataerkrankungen sowie der Therapie von Blasensteinen das sich etablierende Fach Urologie in der naturwissenschaftlichen Ära im englisch-sprachigen Raum zu etablieren. Den Nachweis seiner Spezialisierung hatte er durch die Abfassung von Preisschriften (1852 und 1860 Jacksonian Award des Royal Collage of Surgeons) publikumswirksam national und international unter Beweis gestellt. Diese Schriften erörterten wichtige wissenschaftliche Fragen zu Harnröhrenstrikturen – die gerade nach gonorrhoischen Infekten ein besonderes therapeutisches Problem darstellten. Auch fokussierte Sir Henry Thompson die Fragen von Diagnostik und Therapie der gutartigen Vergrößerung der Prostata (heute spricht man hier von BPS Syndrom).

Weiterhin verschafften ihm die Therapie besonders prominenter adeliger Persönlichkeiten wie König Leopold I von Belgien (1790–1865) 1862 oder Kaiser Napoleon III von Frankreich (1808–1873) 1873 (Grasset 2009) besondere internationale Reputation (Moll 2002). Sir Henry Thompson verfasste ein vielbeachtetes Lehrbuch, das ebenfalls mehrfach aufgelegt und in verschiedene Sprachen übersetzt wurde (Thompson 1866).

Während sich in einigen Teilen Europas schon relativ früh urologische Fachgesellschaften herausbildeten (Tab. 1), dauerte es bis zur Gründung der British Association of Urologic Surgeons (BAUS) allerdings bis zum Jahre 1945.

Für das zaristische Russland finden wir in Sergej Petrovich Fedorov (Серѓей Петр́ович Фёдоров) (1869–1936), St. Petersburg, einen weiteren frühen Protagonisten. Thorkild Rovsing (1862–1927) in Kopenhagen, Jacques Ludwig Borelius (1859–1921) in Lund oder Einar Key (1872–1954) in Stockholm sind weitere Repräsentanten einer ersten Generation von spezialisierten Operateuren in Nordeuropa, die selber noch unter den Oberbegriff „Chirurgie" fielen. Wie Friedrich Voelcker in Deutschland verstanden sich viele klinisch als Allgemein-Chirurgen, de facto spezialisierten sie sich in ihrer wissenschaftlichen Forschung und klinischen Tätigkeit aber auf einen bestimmten Organkomplex.

Tab. 1 Gründung urologischer Fachgesellschaften im internationalen Vergleich (Auswahl nach Regionen)

1889	AAGUS American Association of Genito- Urinary Surgeons (inkl. Venerologie)
1896	AFU Association Francaise d'Urologie
1902	AUA American Urological Association (ohne Venerologie)
1902	SUB Société Belge d'Urologie
1906	DGfU/DGU Deutsche Gesellschaft für Urologie Deutschland Österreich-Ungarn und Schweiz
1907	AIU International Association of Urology, ab 1919 SIU zunächst ohne Deutschland und Österreich
1907	RUS Russian Urological Society, urologicheskoy assotsiatsii (урологической ассоциации)
1908	NVU Nederlandse Vereneging voor Urologie
1908	SIU Società Italiana di Urologia
1911	AEU Asociatión Espaniola de Urologia
1911	AEU Association Urol Espania
1912	JUA Japanese Urological Association
1919	WUG Wiener Urologische Gesellschaft
1935/1946	ÖGU Österreichische Urologische Gesellschaft
1944	SGU Schweizer Gesellschaft für Urologie
1945	BAUS British Association of Urologic Surgeons
1949	PTU Polskie Towarzystwo Urologiczne
1950	SUF Svensk Urologisk Förening
1956	NUF Nordisk Urologisk Forening
1960	MUT Magyar Urologus Tarsasag
1961	DUS Dansk Urologisk Selskab
1972	EAU European Urological Association
1976	IUF Islands Urologförening

Die medizinische Versorgung auf dem nordamerikanischen Kontinent vor der Unabhängigkeitserklärung verlief in Abhängigkeit von den jeweiligen Kolonialmächten und war nur an wenigen Orten gegeben. Während Franzosen und Spanier schon früh Krankenhäuser als Versorgungseinrichtungen für chronisch Erkrankte etablierten, gab es bei den Briten eine medizinische Versorgung fast nur für Soldaten. Der erste britische Arzt Laurence Bohun(e) (1575/1585–1620) erreichte

Virginia 1610. Bei John Clark (1598–1664), Ankunft 1637, lässt sich nachweisen, dass er in Edinburgh das Handwerk der Lithotomie erlernt hatte. Die wenigen ausgebildeten Ärzte oder Handwerkschirurgen waren überwiegend in den Großstädten der Ostküste wie Boston, New York, Philadelphia oder New Orleans ansässig, während im mittleren Westen und an der Westküste nur selten Ärzte Dienst taten (Ballenger 1933).

Thomas Bond (1712–1784) war der erste Arzt, der am 29. November 1756 in Philadelphia im Pennsylvania Hospital eine Lithotomie ausführte. Weitere frühe Lithotomisten in den USA waren Zabdiel Boylston (1679–1766) und Sylvester Gardiner (1708–1786). Die Quellenlage zu frühen urologischen Operationen ist gering. Eine erste Hydrozelen- Operation ließ sich für New York für das Jahr 1800 nachweisen (Twinem 1967).

Die Großstädte der Ostküste und besonders New York entwickelten sich im 19. Jahrhundert zum Nukleus einer sich parallel zur Chirurgie verselbstständigenden Urologie. In den USA ist dieser Prozess besonders mit den Namen William Home van Buren (1819–1883) sowie mit seinen Schülern Eduard L. Keyes sen. (1843–1924) (Buren und Keyes 1875) und Eugene Fuller (1858–1930), (Fuller 1895) sowie mit William Belfield (1856–1929) (Belfield 1884), Georg Frank Lydston (1858–1930) sowie Ramon Guiteras (1858–1917) (Guiteras 1912) eng verknüpft. Der Proto- Urologe Samuel Gross (1805–1884), Philadelphia, schrieb 1851 das erste amerikanische Lehrbuch der Urologie (Gross 1851).

Ein enormer kultureller Umwandlungsprozess durch eine massive Einwanderungswelle aus Europa prägte ab der Mitte des 19. Jahrhunderts das Land. Die Medizinerausbildung fand zumeist an akademisch wenig zuverlässigen „Diploma mills", die in der Regel von einer Ärztegruppe geleitet wurden und keinen Bezug zu einer Hochschule besaßen, statt. Diese Institutionen finanzierten sich über ein Schulgeld. Erst 1860 begann die University of Michigan, Professoren nach deutschem Vorbild zu besolden (Slawson 2012). 1910 empfahl der deutschstämmige US-Wissenschaftsorganisator Abraham Flexner (1866–1959) 117 von 148 Medical Schools in Nordamerika im Interesse des öffentlichen Wohls zu schließen (Flexner 1910). Gleichzeitig kamen aus Europa theoretisch und praktisch gut ausgebildete Mediziner als Migranten ins Land (Tab. 2).

Zeitgleich suchten diejenigen Ärzte aus den Vereinigten Staaten, die ihre Ausbildung im Ausland qualifizieren wollten, häufig die europäischen Zentren der Urologie in Paris, London, Wien oder Berlin auf, um in „Sommerkursen", Hospitationen bei prominenten Fachvertretern oder längeren Auslandsaufenthalten medizinische Spezialitäten, aktuelle Untersuchungs- oder Operationstechniken oder aktuelle Ergebnisse der Kliniken einer sich gerade im Großstadtbereich

Tab. 2 Europäische Migranten aus dem Gebiet der frühen Urologie/mit Bezug zur Urologie in den USA vor 1933 (Auswahl)

Christian Fenger	1840–1902	Chicago
Carl Beck	1856–1911	New York
Willy Meyer	1858–1932	New York
Gustav Kolischer	1863–1942	Chicago
Louis E. Schmidt	1869–1957	Chicago
Martin Krotoszyner	1861–1918	San Francisco
Leo Buerger	1879–1943	New York

Tab. 3 Frühe Amerikanische Urologen und Proto-Urologen, die urologische Kurse in Europa besuchten (Auswahl)

Samuel Gross (1805–1884)	Paris
Edward Laurence Keyes (1843–1924)	Paris
William Thomas Belfield (1856–1929)	Berlin, London, Paris, Wien
Samuel Alexander (1858–1910)	London, Leipzig, Wien
Eugene Fuller (1858–1930)	London, Amsterdam, Heidelberg, Wien, Paris
Ramon Guiteras (1858–1917)	Wien
Hugh Hampton Young (1870–1945)	Paris, Berlin
Edwin Beer (1876–1938)	Berlin, Wien, Prag

spezialisierenden Disziplin kennenzulernen (Jones 2002; Rutkow 2012) (vgl. Tab. 3).

Hierüber legen die Hörerlisten beispielsweise von Robert Ultzmann (1842–1889), Wien, Allgemeine Poliklinik, oder auch die biographischen Aufzeichnungen von Hugh Hampton Young (1875–1945) (Engel 2002), dem Nestor der Amerikanischen Urologie oder von Leopold Casper (Casper 1951) ein beredtes Zeugnis ab. In besonderen Publikationen, die auf diesen Ärztekreis zugeschnitten waren, wurden die Universitäten der europäischen Metropolen mit ihren Besonderheiten abgehandelt (Bigelow 1885; Bonner 1963; Ballenger et al. 1933).

Bei der Gründung der American Urological Association (AUA) im Jahre 1902 wurden sofort einige deutsche Urologen der Berliner und sächsischen Urologenschule Ehrenmitglieder (Tab. 4). Dies sicherte der amerikanischen Fachgesellschaft eine besondere Reputation und eine internationale Orientierung und

Tab. 4 Deutsche Ehrenmitglieder der American Urological Association (AUA) bei deren Gründung 1902

Max Nitze
Leopold Casper
James Israel
Carl Posner
Richard Knorr
Felix Martin Oberländer
Arthur Kollmann

eine Verbindung zu den urologischen Eliten in den Zentren der alten Welt. Dies förderte die sich entwickelnde medizinische Disziplin der Urologie in den USA durch Bildung von Netzwerken wesentlich. Ein Gründungsziel in den USA war, dass das Fach ohne seinen venerologischen Anteil (van Buren 1874) vertreten sein sollte, was sicherlich einer besonderen Konkurrenzsituation in den Großstädten des Ostens wie Boston, New York, Philadelphia oder Chicago geschuldet war.

In diesen Städten hatten die endoskopisch ausgerichteten Urologen bzw. Proto-Urologen wie Ferdinand C. Valentine (1851–1909), F. Tilden Brown (1853–1910), Samuel Alexander (1858–1910), William Kelly Otis (1860–1906), Hugh Cabot (1872–1945), Leo Buerger (1873–1940) oder Edwin Beer (1876–1938) einen hohen Anteil. Ab 1895 konnten durch den deutschstämmigen Reinhold Wappler (1870–1933) dann auch Zystoskope in den USA repariert und später ab 1908 auch produziert (American Cystoscope Makers Inc.) werden. Dies förderte die Ausbreitung der neuen endoskopischen Methode in Diagnostik und Therapie wesentlich, da ein zeitaufwendiger Versand der fragilen Instrumente aus Europa entfiel (Reuter 2000).

Entwicklung ausgewählter Grenzgebiete/Subdisziplinen des Querschnittsfaches Urologie

Neuro- Urologie und Urodynamik

Mit dem Erstarken der Naturwissenschaften ab dem 19. Jahrhundert nahm die Analyse von Funktionsabläufen im Harntrakt, insbesondere der Miktion und den hiermit vergesellschafteten neurologischen Störungen, deutlich zu. Die Urodynamik gehört neben der Zystoskopie und der physikalischen, chemischen und (mikro-)biologischen Urinanalyse zu den frühen fachkonstituierenden Untersuchungstechniken der sich entwickelnden medizinischen Spezialdisziplin der Urologie im 19. Jahrhundert. Die Untersuchungsmethode trug wesentlich zur Etablierung einer funktionellen Denkweise im Fachgebiet bei.

Über viele Jahrzehnte, bis in die 1950er Jahre, waren allein die Anamnese und die Beschreibung der Phänomenologie, allenfalls noch die „Austastung" mit der Harnröhrensonde und später die „Kystoskopie" klinischer Standard. Funktionsstörungen nicht nur im Rahmen der Neuro-Lues oder anderen neurologischen Erkrankungen sowie nach Kriegsverletzungen, „Blasenerscheinungen bei Neurosen und Neurasthenie" bzw. bei „anatomischen Erkrankungen des Nervensystems" waren zwar bekannt und ausführlich in der Literatur beschrieben worden. Häufig waren die Symptome mit den jeweiligen diagnostischen Methoden nur schwer einzuordnen. Diese wurden in Lehrbüchern der Urologie über eine lange Zeitperiode eher rezipiert wie auch die klassischen Basisuntersuchungen zur Blasenphysiologie, deren Prinzipien die klinische Diagnostik bestimmen sollten (Rehfisch 1897; Schwarz 1926).

Erst im Jahre 1954 wurde der Begriff „Urodynamics" von David Malvin Davis (1886–1968) in einer Publikation verwandt. Deutschsprachige Lehrbücher wie das

F. H. Moll, *Kurze Geschichte der Urologie*, essentials, https://doi.org/10.1007/978-3-658-33242-6_11

von Hans Palmtag „Praktische Urodynamik" 1977 sowie „Urologische Funktions-diagnostik: Atlas und Lehrbuch der Urodynamik" 1981 von Hansjörg Melchior erschienen einige Jahre nach den ersten deutschsprachigen Kongressen zu diesem Themenbereich. Die noch heute verwandten elektromedizinischen Therapiean-sätze haben ihre Wurzel im 19. und frühen 20. Jahrhundert und weisen historische enge Beziehung zu der auch von Urologen zu dieser Zeit häufig behandelten Erkrankungsentität „Neurasthenie" auf (Moll 2020).

Bildgebung

Die bildgebende Diagnostik, die ihre Basis in der Zystoskopie zur Visualisierung der Blase hatte, wurde nach Publikation der Arbeiten von Wilhelm Konrad Röntgen (1845–1923) ab 1896 sofort durch Pioniere im eigenen Fach an die Charakteristika des Organsystems angepasst und weiter fachspezifisch ausgebaut. Friedrich Voelcker und Alexander von Lichtenberg (1888–1949) gaben 1905 die Zystographie (Darstellung der Harnblase mit Kontrastmittel) an, 1906 die retrograde Kontrastdarstellung von Harnleiter und Nieren, die bis heute – ohne oft noch eigenständig erwähnt zu werden – in der Regel Basisbestandteil jeder ureteroskopischen Diagnostik (Untersuchungen mit dem Harnleiterspiegel) und Therapie sind.

Die Kontrastdarstellung der Nieren auf intravenösem Wege wurde von Moses Swick (1900–1985) als Gastarzt und amerikanischer Stipendiat an der Lichtenberg Klinik am Berliner St. Hedwigs Krankenhaus zum klinischen Routineverfahren 1927–1929 inauguriert. Bereits 1924 hatte Johannes Volkmann (1889–1982), Halle, zur Kontrastdarstellung der Harnwege erste Ergebnisse mit noch ungenügender Kontrastierung des Hohlsystems der Nieren vorgelegt. Auch hier trug ein Streit um wissenschaftliche Prioritäten de facto zur Popularisierung der Methode bei, belastete aber das Verhältnis zu Kollegen in den USA über viele Jahre. (Tab. 1) (Martin/Fangerau 2020)

Tab. 1 Entwicklung eigenständiger urologischer radiologischer Untersuchungstechniken (Auswahl)

1896	Becken-/Abdomen Übersichtsaufnahme	John Mc Intyre
1897	Harnleiterdarstellung durch eingelegte metallene Katheter	Theodore Tuffier
1905	Zystographie	Friedrich Voelcker/ Alexander von Lichtenberg
1906	Retrograde Pyelographie	Friedrich Voelcker/Alexander von Lichtenberg
1910	Urethrographie	John H. Cunningham
1910	Luft- Zystogramm	Burkhardt /Floerchen
1929	Ausscheidungsurographie	Moses Swick/ Alexander von Lichtenberg

Sexualmedizin

An der sich kurz nach 1900 ebenfalls entwickelnden Sexualmedizin, die ein Teilgebiet der Sexualwissenschaft (Mildenberger 2020) darstellt, hatten Urologen und der Venero- Dermatologie nahestehende Ärzte der ersten Generation wie u. a. Carl Posner (1856–1926) (Kühl 2009, Krischel 2018), Leopold Casper (1859–1959) (Casper 1890), Hermann Rohleder (1866–1934) (Moll und Krischel 2020) oder Samuel Jessner (1859–1929) (Moll, Kühl 2021) unter diagnostischen, therapeutischen sowie fachpolitischen Aspekten einen wichtigen und prägenden Einfluss. Den Begriff „Sexualwissenschaft" führte der Venero- Dermatologe Iwan Bloch (1872–1927), Berlin, um 1906 nachhaltig in den deutschen Sprachgebrauch ein (Schultheiss 2010). Als Begriff „Geschlechtswissenschaft" wurde das Wissenschaftsgebiet von dem Leipziger Urologen Hermann Rohleder (1866–1934), dem ein Lehrstuhl für Sexualmedizin an der Universität Leipzig versagt blieb, ebenfalls annonziert. Samuel Jessner (1859–1929), Arzt für Haut- Haar- und Harnleiden in Königsberg hatte in den 1920er Jahren einen unbezahlten „Lehrauftrag" für Sexualwissenschaft/Sexualmedizin, an der dortigen Universität. Weitere der Urologie nahestehende Wissenschaftler aus anderen Fachgebieten wie der Inneren Medizin konnten bei der Ausgestaltung dieses Wissenschaftsfeldes einen entscheidenden Einfluß geltend machen (Moll und Fangerau 2016). Hierbei standen neben der konservativen und operativen Behandlung insbesondere von Erektionsstörungen (Schultheiss 2004) oder Libidoverlust das umstrittene Feld der „sexuellen Neurasthenie" oder auch die Diagnostik und Therapie des Mannes bei Kinderwunsch im Mittelpunkt (siehe Abb. 1).

F. H. Moll, *Kurze Geschichte der Urologie,* essentials, https://doi.org/10.1007/978-3-658-33242-6_13

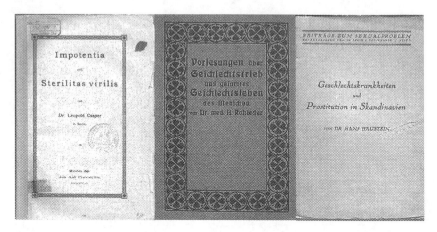

Abb. 1 Frühe urologische Schrift zum interdisziplinären Bereich Urologie und Sexualmedizin. Links: „Impotenitita et Sterilitas virilis" von Leopold Casper (1859–1959), Mitte: „Vorlesungen über den Geschlechtstrieb und gesamtes Geschlechtsleben des Menschen" von Hermann Rohleder (1886–1934), rechts: „Geschlechtskrankheiten und Prostitution in Skandinavien" von Hans Haustein (1884–1933). Repro Moll-Keyn, mit freundlicher Genehmigung

Transplantation

Die nach dem Zweiten Weltkrieg etablierte Transplantationsmedizin begann mit der Organtransplantation einer Niere im Jahre 1954 an eineiigen Zwillingen. Ab den frühen 1960er Jahren nach Einführung von Immunsuppressiva waren hier arrivierte Urologen neben klassischen Chirurgen in beiden deutschen Staaten maßgeblich an der weiteren klinischen Implementation eingebunden (Wilhelm Brosig (1923–2003), Berlin, 1963; Heinz Rockstroh (1920–1987), Halle; 1966, Moritz Mebel, Berlin- Friedrichshain, 1967). Aufgrund des hohen logistischen Aufwandes sowie der breiten innerfachlichen Differenzierung der Urologie als Querschnittsfach ist das Teilgebiet der Nierentransplantation bis heute innerhalb der Urologie besonders bedroht, seine Zughörigkeit zur Urologie, insbesondere in modernen Fach- und Klinikorganisationen, die sich im 21. Jahrhundert einem ökonomischen Primat unterordnen, ganz zu verlieren.

Laparoskopie und Robotik

Das Fachgebiet der Urologie hatte einen wichtigen Anteil an der Entwicklung der diagnostischen Laparoskopie, die eine Weiterentwicklung der Zystoskopie darstellt. Hans Christian Jacobäus (1879–1937) führte in Stockholm mit einem Nitze-Zystoskop ab 1910 diagnostisch laparoskopische Untersuchungen der Bauchhöhle aus, nachdem Hans Georg Kelling (1866–1945) aus Dresden schon 1901 die technische Machbarkeit der Methode an Hunden beschrieben hatte (Kelling 1902; Moll 1994). In den 1930er Jahren war es der spätere Urologe Martin Stolze (1900–1989), Halle, der sich mit dieser Methode während seiner chirurgischen Zeit wissenschaftlich auseinandersetzte (Stolze 1934). Als diagnostische Methode erhielt die Laparoskopie zur Auffindung von nicht deszendierten Hoden einen gewissen Stellenwert in den 1970er Jahren.

Nachdem in den 1980er-Jahren zunehmend therapeutische Eingriffe wie Appendektomie und Cholezystektomie in laparoskopischer Technik standardisiert wurden, konnte diese Methode auch bei Nephrektomien sowie radikalen Prostatektomien spätestens mit Einführung der Robotik mit der Jahrtausendwende einen breiteren Raum einnehmen. Schon in den 1970er-Jahren untersuchte eine NASA-Konzeptstudie die potenziellen Einsatzmöglichkeiten von Telemanipulationssystemen als robotische Assistenzsysteme für die Notfallmedizin. Der Operateur sieht hier über einen Bildschirm das Videobild des Endoskops und steuert über Eingabegeräte von einer Konsole aus das Instrumentarium am Patienten. Man spricht bei derartigen Telemanipulationssystemen auch oft von Master-Slave-Systemen, wobei die Chirurgenkonsole den Master und die Roboter am Operationstisch das Slave-System darstellt. Im Jahr 2000 ließ die FDA das Da-Vinci-System zu, das auf der Technologie der renommierten Forschungseinrichtung Stanford Research Institution (SRI International) basierte (Klodmann 2020; Rassweiler 2020). Heute haben sich robotische Eingriffe in vielen Bereichen der

F. H. Moll, *Kurze Geschichte der Urologie,* essentials, https://doi.org/10.1007/978-3-658-33242-6_15

Urologie neben den offen- chirurgischen zu Standardprozeduren, insbesondere an Nieren, Blase und Prostata entwickelt und es hat den Anschein, dass bei vielen Kliniken dies ein Marketinginstrument für das technikaffine Fachgebiet der Urologie darstellt. Dies schlägt sich auch in der Etablierung eigener Fachgesellschaften wie der „European Robotic Urology Section" (ERUS) der European Urologic Association (EAU) im Jahre 2004 nieder.

Urologische Onkologie

Auch dieses Teilgebiet der zweiten Spezialisierungsebene innerhalb des Faches ist in aktuellen fachpolitischen Diskursen zunehmend bedroht. Seine Geschichte lässt sich nicht als eine Fortschrittsgeschichte beschreiben und blieb in Übersichten zur urologischen Fachhistorie vielfach ausgespart. Allenfalls werden einige „Höhepunkte" als „Meilensteine" in der Regel den Organkapiteln oder technikgeschichtlichen Aspekten zugeordnet. Krebs im Allgemeinen und besonders in der Geschichte der Urologie ist trotz seiner aktuellen klinischen Bedeutung medizinhistorisch verhältnismäßig wenig bearbeitet. Das hat unter anderem damit zu tun, dass es keine Schlüsselfiguren gab wie beispielsweise in der Bakteriologie Louis Pasteur (1822–1895) oder Robert Koch (1843–1910). Eine Hinwendung zu solchen Helden war in der Medizingeschichte lange verbreitet. Bei der Erzählung müssen zudem verschiedene Stränge von Entwicklungen, die der pathologischen Anatomie und der urologischen Operationstechnik, die der Pharmakologie und medikamentösen Krebstherapien bzw. Strahlentherapie, die von Public Heath, Tumormarkern, Genderfragen und Medizinsystementwicklung. zusammengeführt, analysiert und erzählt werden.

Erst im letzten Viertel des 19. Jahrhunderts gerieten onkologische Erkrankungen mit der Einführung der Zellularpathologie in den Fokus der naturwissenschaftlich geprägten Medizin. In der Erinnerungskultur haben sich besonders die Berufsbedingtheit von Tumoren des äußeren Genitale sowie Blasentumoren gehalten. Percival Pott (1714–1788) beschrieb im Jahre 1775, dass ein hoher Prozentsatz von Schornsteinfegern an Scrotalkrebs (Hoden, Penis oder Leistenkrebs) verstarb, nachdem John Hill (1716–1775) im Jahre 1761 bereits den Zusammenhang zwischen Schnupftabakkonsum und „Nasenkrebs" festgestellt hatte.

Blasentumoren wurden in Deutschland im Jahre 1937 als Berufskrankheiten aner-
kannt, der Zusammenhang war bei Anilifarbenarbeitern in Frankfurt von Eduard
Rehn (1849–1930) schon im Jahre 1895 beschrieben worden.

Nierengeschwülste sind erinnerungskulturell mit dem Namen des Greifswal-
der Pathologen Paul Grawitz (1850–1932) 1883 verbunden. Zu dieser Zeit waren
in der allgemeinen Pathologie durch Rudolf Virchow (1821–1902), Felix Birch-
Hirchfeld (1842–1899) u. a. erste Grundlagen einer Pathologie von Tumoren
aufgestellt worden. Die technische Perfektionierung der Nierenchirurgie brachte
dann auch vermehrt Nierentumoren zur pathologischen Analyse.

Blasentumoren wurden initial bei der Blasensteintherapie mit entfernt oder
konnten nach „Simonisierung" der weiblichen Harnröhre, d. h. der pas-
siven Dehnung durch „Dehnstifte" mit Zangen offen transurethral (durch
die Harnröhre) unter minimalster Sicht entfernt werden. Erst das Zystoskop
bot die Möglichkeit diese Erkrankungsentität genau zu sehen, zu beschreiben und mit dem Zystoskop die Entfernung von Tumoren auszuführen. Zur
endourologischen- minimal-invasiven Behandlung nahm Maximilian Nitze bereits
in seiner Buchpublikation Stellung. In chirurgischen Zusammenfassungen wurde
diese Therapieform immer wieder nur für Frühstadien als geeignet angese-
hen und palliative Resektionen häufig dem Publikum unterschlagen. Neben
der Zystoskopie konnte sich die Urinzytologie als eigenständige, für die Urologie spezifische Untersuchungstechnik etablieren, deren Verbleib im Fach
heute bedroht ist. Der Name von Vilem Lambl (1824–1895) aus Prag ist
in der urologischen Erinnerungskultur verloren gegangen, während er in der
Mikrobiologie eine Spur mit Beschreibung der Lamblien hinterlassen hat.
Die offene operative Behandlung von Blasentumoren, erstmals am 13. Januar
1887 in Köln von Bernhard Bardenheuer (1834–1913) ausgeführt, (Bardenheuer 1889) war erst mit der Schaffung standardisierter Operations- und Harnab-
leitungstechniken und der Möglichkeit einer Antibiotikatherapie ab den 1950er
Jahren eine Routineoperation in der Urologie. Die Geschichte der Harnableitung
entwickelte sich in den 1990er Jahren zu einem Feld der intrafachlichen Histo-
risierung, da viele Operateure bei der Darstellung ihrer eigenen Methoden eine
ausführliche Herleitung der Operationstechnik voranstellten, auch, um sich in
eine Reihe mit den bereits bekannten historischen Namen zu setzen. Dies wie-
derholte sich ab Beginn der 2000er Jahre erneut bei Einführung laparoskopischer
und später robotischer Operationstechniken. Der endourologische Ansatz, der bei
bestimmen Tumoren onkologisch möglich ist, sollte sich zu einem wesentlichen
Konstitutionsfaktor des Faches Urologie und der sich noch heute in hohen Fall-
zahlen niederschlägt, entwickeln. Die Urologen der endoskopischen Richtung wie

Max Nitze, Leopold Casper und Eugen Joseph (1872–1933), Urologische Poliklinik der 1. Chirurgischen Klinik Berlin, Ziegelstraße, bauten diesen Bereich über technische Verbesserungen des Zystoskops zum Resektionsinstrument nach Einführung der Hochfrequenztechnik aus. Karl Heusch (1894–1986), sicherlich für unser Fach auf politischer Ebene „umstrittener Urologe", Gründungsmitglied der „Reichdeutschen Gesellschaft für Urologie" 1933–1934, erste Person, die an der Berlin Humboldtuniversität für das Fach Urologie 1941 habilitiert wurde, konnte in seiner Habilitationsschrift, die auch in der Serie „Urologie in Einzeldarstellungen" erschien, ausführlich auf den wichtigen Zusammenhang von Prognose und Infiltrationstiefe hinweisen (Kühl 2015). Seine Visualisierung des Zusammenhangs prägen alle gängigen Darstellungen zu Blasentumoren bis heute.

Die Anatomie der Prostata blieb lange verborgen und es war unklar, ob es sich um „parastates" oder „prostates" handelte, da die klassischen Schriften hierzu uneindeutig sind. Die Frage konnte erst 2009 geklärt werden (Marx 2009). Der „Anatom" Giovanni Battista Morgagni (1682–1771) stellte die gutartige Vergrösserung der Prostata in seinen „Sedibus" dar und Samuel Thomas Soemmering (1755–1830) publizierte zur Prostatahyertrophie. Das Prostatakarzinom blieb bis zum Jahre 1853, unbekannt, als John Adams (1806–1877), London, ein Prostatakarzinom als „very rare disease" beschrieb. Leisring, Schüler Bernhard von Langebecks (1810–1887) in Berlin 1882 und Vincenz von Czerny (1842–1916) in Heidelberg 1889, Eugene Fuller (1858–1930) New York Postraduate Medical School, 1898 auf suprapubischen Wege, führten erstmals radikale Prostatektomien aus. Der perineale pararektale Zugang Czernys bot hier, obwohl technisch aufwendiger, in der vorantibiotischen Ära einen deutlichen Überlebensvorteil. Hampton Young (1870–1945) 1904 mit Entfernung der Samenblasen, in Europa Robert Proust (1873–1935) Bruder des Schriftstellers Marcel Proust („Proustatectomie" 1909) und Joaquin Albarran. konnten über die ersten Fälle mit „guten Resultaten" berichten, diese waren noch inkontinent. Aber erst seit dem von Patrick Walsh und Peter Doncker(1914–1999) seit den 1980er Jahren standardisierten OP Verfahren, hat sich die radikale Prostatektomie zu einer wirklichen urologischen Routineoperation entwickelt.

Die Genese der Hodengeschwülste war ebenfalls lange unklar. Erst im 19. Jahrhundert setzte sich nach den Vorstellungen von Asthley Cooper (1768–1841), die Unterteilung zwischen entzündlichen (pulpösen) und fungoiden (de facto krebsartigen), durch. Maßgeblichen Anteil hieran hatten auch hier die Arbeiten von Rudolf Virchow, Wilhelm Waldeyer (1836–1921) und Felix Viktor Birch- Hirschfeld. Theodor Kocher (1841–1917), Bern, sowie Paul Langerhans (1847–1888), Freiburg, stellten 1886 im Rahmen der Handbuchreihe „Deutsche Chirurgie" einen Beitrag zusammen, der bis in die 1920 Jahre die Basis aller

späteren Publikationen zu diesem Thema wie aber auch zum Gebiet der Hodentumoren bildete. Auf operativen Gebiete war die Semi-Kastration, die seit der
Mitte des 18. Jahrhunderts bereits radikal ausgeführt wurde, eine Therapiemög-
lichkeit der seltenen Tumorerkrankung. Im Jahre 1882 führte Theodor Kocher
(1841–1917) die erste retroperitoneale (hinter dem Bauchfell gelegen) Lymph-
knotenentfernung aus. 1905 konnte Antoine Louis Gustave Béclère (1856–1939)
die Strahlentherapie als besonders geeignet für die Behandlung eines Teils der
Hodentumore (Seminome) angeben, was als eine der großartigsten Leistungen
der Radiologie charakterisiert wurde. Vor Einführung der Chemotherapie waren
Hodentumoren nur im nichtmetastasierten Stadium operativ bzw. in Kombination
mit einer Radiotherapie heilbar. Eine Strahlentherapie resultierte jedoch nur in
einer 5-Jahres-Überlebensrate von 55%. Noch bis Mitte der 1970er Jahre star-
ben 90% der jungen Männer an einem metastasierten Hodentumor, da dieser
Tumor zumeist erst in diesem Zustand entdeckt wurde. Eine Chemotherapie auf
der Basis von Cis-Platin machte ab Mitte der 1970er Jahre dann Hodentumore
zu einer nahezu „heilbaren" Erkrankung. Viele Erzählstränge der urologischen
Onkologie gehören somit zur Zeitgeschichte, wobei bei einer zukünftigen For-
schungsgeschichte sicherlich Institutionalisierung, Genderfragen sowie Probleme
einer zweiten Ebene von Fachdifferenzierung unter verschiedenen nationalen und
internationalen Prämissen fokussiert werden müßten.

Ausblick

Als Querschnittsfach der Medizin weist die Urologie Berührungspunkte zu weiteren medizinischen Fächern, eigenständige Entwicklungen und Sonderwege mit und zu weiteren medizinischen Fachgebieten auf, was sich auch in der neuen (Muster-) Weiterbildungsordnung der Bundesärztekammer ablesen lässt. Teils prägte das Spezialgebiet in der gesamten Medizin Entwicklungen wie die Behandlungen mit Stoßwellen entscheidend mit, teils halfen arrivierte Fachvertreter, Wissensbestände aus anderen Disziplinen wie beispielsweise der Nephrologie, Mikrochirurgie, Mikrobiologie, Immunologie, allgemeinen Onkologie, Transplantationsmedizin, Sexualmedizin, Neurologie, Rechtsmedizin und Jurisprudenz, medizinischen Ethik oder Ökonomie im Fach selber zu integrieren, zu festigen und weiterzuentwickeln.

Die deutsche Gesellschaft für Urologie e. V. trägt dieser gewachsenen Struktur des Faches seit langem durch die Bildung von Arbeitskreisen, Kommissionen, Gremien und Mitarbeit – institutionell oder von einzelnen Fachvertreten – in nationalen und internationalen Expertengremien besonders Rechnung.

Auch eine zeitgemäße Wissenschaftsgeschichte des medizinischen Querschnittsfaches Urologie verlangt daher Kenntnisse in verschiedenen Wissenschaftsdisziplinen und bietet Einsichten in die vielfältigen Dimensionen einer medizinischen Teildisziplin, aber auch in benachbarte (Grundlagen-) Fächer wie Physiologie, Hygiene, Innere Medizin, operative Medizin oder Public Health, neben der Sozialgeschichte, Archäologie, Wirtschaftsgeschichte, Kunstgeschichte, Soziologie, Geschichte der Sexualwissenschaft, (Kultur-)Ethnologie. Weiterhin werden Technikgeschichte und Genderfragen ebenfalls fokussiert. Die Wissenschaftsgeschichte des medizinischen Spezialfaches Urologie ist daher kein eindimensionaler und abgeschlossener Forschungsgegenstand und dieser wird an aktuelle Fragen anschlussfähig, wenn der Wissenschaftler außerhalb seiner eigenen engeren Fachgrenzen zu denken beginnt.

Während der Abfassung dieses Textes rückte das weltweite Pandemiegeschehen um das Covid-19 Virus in den Fokus eines öffentlichen Interesses und auch des Fachinteresses, da die Routineversorgung, aber auch jene von onkologischen Patienten, in der Urologie deutlichen Einschränkungen unterlag. Urologen können dabei aus wissenschaftshistorischer Perspektive auf große Erfahrungen im Umgang mit Seuchen zurückgreifen. Pandemische Erkrankungen, wie die Geschlechtskrankheiten Gonorrhoe und Syphilis oder auch die Tuberkulose, die heute zwar als therapeutisch und technisch beherrschbare Erkrankungen gelten, aber zugleich viel stärker als Corona (in Europa) massive sozialhygienische Implikationen besitzen, waren konstituierend für das Fachgebiet der Urologie und sind es, auch durch die vermehrten Migrationswellen, bis heute (Moll 2020).

Was Sie aus diesem *essential* mitnehmen können

- Eine kurzgefasste Einführung in die Wissenschaftsgeschichte des Spezialgebietes der Urologie und der mit ihr verbundenen weiteren medizinischen Fächer
- eine Geschichte von wissenschaftlichen technischen und kulturellen Entwicklungen in Urologie und Medizin mit einem Ausblick auf die Gegenwart
- Literaturhinweise zum Weiterlesen und Einarbeiten in ein spannendes Gebiet der Medizin- und Wissenschaftsgeschichte.

Literatur

Neben einem Quellennachweis kann das ausführliche Literaturverzeichnis auch zu einem wissenschaftlichen Einstieg in die spannende Wissenschaftsgeschichte des medizinischen Querschnittsfaches dienen

Ballenger EG, Frontz WA, Hamer HG, Lewis B (1933) History of urology 2 Vols. Williams & Willkins, Baltimore

Bardenheuer B (1887) Totale Blasenextirpation in ders. Der extraperitoneale Explortivschnitt. Enke, Stuttgart, S 674–677

Bigelow H (1885) Berlin as a medical center: a guide for American practitioners and students. New England Publ, Sandy Hook

Bitschai J, Brodny M (1956) History of urology in Egypt. Riverside Cambridge, Mass

Bramann F (1885) Die Volkmannsche Radialoperation der Hydrozele. Berl Klin Wschr 21:209–213

Bronner ThN (1963) American doctors and German universities: a chapter in international intellectual relations 1870–1914. University Press Nebraska, Lincoln

Buren VW, Keyes EL (1874) A practical treatise on the surgical diseases of the genito-urinary organs, including syphilis. Appelton, New York

Casper L (1890) Impotentia et Sterilitas virilis. Finsterlin, Berlin

Casper L (1903) Lehrbuch der Urologie mit Einschluß der männlichen Sexualorgane, 1. Aufl. Urban & Schwarzenberg, Berlin

Casper L (1951) Skizzen aus der Vergangenheit. Zechnall, Stuttgart

Civiale J (1847) Die Krankheiten der Harn- und Geschlechtsorgane praktisch dargestellt von Dr. [Jean] Civiale. Unter specieller Verbindung mit dem Autor deutsch bearbeitet von Dr. Siegmund Frankenberg u. Dr. Sanson Landmann. Mit einem eigends für diese deutsche Bearbeitung vom Originalautor verfassten Vorworte. Hartknoch, Leipzig

Czada R (2002) Disziplinäre Identität als Voraussetzung von Interdisziplinarität. In: Bizer K, Führ M, Hüttig C (Hrsg) Responsive Regulierung: Beiträge zur interdisziplinären Institutionenanalyse und Gesetzesfolgenabschätzung. Mohr Siebeck, Tübingen , S 23–54

Desnos E (1914) Histoire d'Urologie (Encyclopédie française d' Urologie, ed Pousson A, Desnos E, 4 Tomes). Doin, Paris

Dietrich H, Hausmann H, Konert J (2009) Georg Bartisch (1535–1606) — Kurfürstlich sächsischer Schnitt- und Wundarzt in der Zeit der Renaissance. In: Schultheiss D, Moll F (Hrsg) Geschichte der Urologie in Dresden. Springer, Berlin, S 1–12. https://doi.org/10.1007/978-3-642-03594-4_1

Duffin J (2004) A hippocratic triangle: history, clinician-historians, and future doctors. In: Huisman F, Warner JH (Hrsg) Locating medical history: the stories and their meanings. Johns Hopkins University Press, Baltimore

Engel R (2002) Hugh Hampton Young (1870–1945) – Begründer der modernen Urologie in Nordamerika. In: Schultheiss D, Rathert P, Jonas U (Hrsg) Wegbereiter der Urologie 10 Biographien. Springer, Berlin , S 103–120. https://doi.org/10.1007/978-3-642-59377-2_8

Esbach V (2018) Formen und Kontexte sexueller Gewalt gegen Männer in der Antike. Utz, München, S 61–63

Eulner HH (1970) Die Entwicklung der medizinischen Spezialfächer an den Universitäten des deutschen Sprachgebietes. Enke, Stuttgart

Fangerau H, Imhoff C (2015) Medizinische Spezialisierung: Wege der Urologie in beiden deutschen Staaten und die Gründung der Deutschen Gesellschaft für Urologie der DDR. In: Halling T, Moll F (Hrsg) Urologie 1945–1990. Springer, Berlin , S 23–26. https://doi.org/10.1007/978-3-662-48178-3_2

Felderhof E, Mattelaer J, Moll F, Schultheiss D, van Kerrebroeck P (2015) Milestones in urology. EAU Daividsfonds Uitgervrij, Leuven

Flexner A (1910) Medical education in the US and Canada, report to the Carnegie foundation for the advancement of teaching, Carnegie foundation, New York. https://archive.carnegiefoundation.org/pdfs/elibrary/Carnegie_Flexner_Report.pdf. Zugegriffen: 20. Febr. 2020

Frisch A v. (1895) Zuckerkandl O (1904–1906) Handbuch der Urologie 3 Bd. Hölder, Wien

Fuller E (1895) Diseases of the male sexual organs. Lea Brothers, Philadelphia

Gächter A, Halling T, Shariat S, Moll F (2019) Transfer of knowledge in urology: A case study of Jacob Eduard Polak (1818–1891) and the introduction of contemporary techniques of lithotomy and lithotripsy from Vienna to Persia in the mid-19th century: a new analysis of scientific papers from the 19th century. Urol Int Urol Int 112:1–12. https://doi.org/10.1159/000492156

Grasset D (2009) La Pierre de Napoléon III, Académie des Sciences ET Lettres de Montpellier, S 271–282. https://www.ac-sciences-lettres-montpellier.fr/academie_edition/fichiers_conf/GRASSET2009.pdf. Zugegriffen: 30. Juni 2020

Gross S (1851) A practical treatise on the diseases, injuries and malformations of the urinary bladder, the prostate gland, and the urethra, 1. Aufl, 1855 2. Aufl, 1876 3. Aufl. Lea, Philadelphia

Gross D (1999) Die Aufhebung des Wundarztberufs: Ursachen, Begleitumstände und Auswirkungen am Beispiel des Königreichs Württemberg (1806–1918). Steiner, Stuttgart

Guiteras R (1912) Urology: the diseases of the urinary tract in men and women: a book for practitioners and students 2 Vols. Appelton, New York

Guyon F (1897) Die Krankheiten der Harnwege, klinische Vorlesungen aus dem Hôpital Necker: Semiologie, Diagnostik, Pathologie und Therapie. Nach der dritten französischen Auflage mit Erlaubnis des Autors übersetzt von Oscar Craus Karlsbad und Otto Zuckerkandl. Hölder, Wien

Haeser H (1846) Lehrbuch der Geschichte der Medicin und der epidemischen Krankheiten. Fr. Mauke, Jena

Halling T, Moll F, Fangerau H (2015) Urologie 1945–1990. Entwicklung und Vernetzung der Medizin in beiden deutschen Staaten. Springer, Berlin https://doi.org/10.1007/978-3-662-48178-3

Halling T, Moll F, Schultheiss D, Rathert P (2015) Die Deutsche Gesellschaft für Urologie und der Neuanfang in Düsseldorf nach 1948. In: Halling T, Moll F (Hrsg) Urologie im Rheinland. Ort und Raum in der Medizingeschichte. Springer, Berlin, S 27–47. https://doi.org/10.1007/978-3-662-44698-0_2

Halling T (2016) Fachkulturelles Gedächtnis und Erinnerungsorte in den medizinischen Wissenschaften Maximilian Nitze (1848–1906) und die Etablierung der Urologie. Urologe 55:1221–1232. https://doi.org/10.1007/s00120-016-0214-2

Hansson N, Halling T, Fangerau H (Hrsg) (2019) Attributing excellence in medicine: The history of the Nobel Prize. Brill, Leiden

Hansson N, Griemmert M, Krischel M, Marazia C, Moll F, Oommen-Halbach A, Padrini G, Fangerau H (2020) Medizinische Terminologie: Geschichte, Struktur, Praxis. Lehmanns, München

Hansson N, Angetter- Pfeiffer D (2021) Laureaten und Verlierer Der Nobelpreis und die Hochschulmedizin in Deutschland, Österreich und der Schweiz. VR Böhlau, im Druck

Hatzinger M, Badawi JK, Häcker A, Langbein S, Honeck P, Alken P (2006) Georg Kelling (1866–1945) Der Erfinder der modernen Laparoskopie. Urologe 45:868–871. https://doi.org/10.1007/s00120-006-1068-9

Hauri D (2007) 60 Jahre Schweizerische Gesellschaft für Urologie. Huber, Bern

Janssen DF (2021) Urology and nephrology: etymology of the terms. International Urology and Nephrology https://doi.org/10.1007/s11255-020-02765-8

Jones LW, Peters PC, Hussler WC (2002) The American urological association centennial history 1902–2002 vol 2. American Urological Association, Baltimore

Juncker, J. (1736) Conspectus Pathologiae Ad Dogmata Stahliana Praecipue Adornatae Et Semeiologiae Potissimum Hippocratico-Galenicae in Forma Tabularum Repraesentatus. Orphanotorphei, Halle Magdeburg

Kelling G (1902) Über Ösophagoskopie, Gastroskopie und Kölioskopie. Münch Med Wschr 49:21–24

Konert J, Moll F, Halling T (2015) Die Fachverselbstständigung der Urologie in der DDR. In: Halling T et al (Hrsg) Urologie 1945–1990 Entwicklung und Vernetzung der Medizin in beiden deutschen Staaten. Springer, Berlin , S 127–148. https://doi.org/10.1007/978-3-662-48178-3_72015

Konert J (2020) Uro- Onkologie: Der lange Weg von den ersten Operationen zur personifizierten Therapie Kurze Geschichte der urologischen Tumortherapie. Omnium Scriptum Saarbrücken, Tartu

Kraus P, Winckelmann HJ (2013) Der Ulmer Steinschneider Johannes Palm und seine Familie Am Höhepunkt der Steinschnittkunst: ein Beitrag zur Urologie des 19. Jahrhunderts. Urologe 52:79–86. https://doi.org/10.1007/s00120-012-2996-1

Kühl R (2009) Lemma „Carl Posner (1854–1928)" In: Sigusch V, Grau G Personenlexikon der Sexualforschung. Campus, Frankfurt. S 567–570

Kühl R (2015) Eine »festgeschlossene Front«: Karl Heusch und die deutschen Urologen. In: Halling T, Moll F (Hrsg) Urologie im Rheinland. Springer, Berlin, Heidelberg, S 125–142. https://doi.org/10.1007/978-3-662-44698-0_7

Kühl R (2019) „Sexuelle Kriegsfragen". Der Erste Weltkrieg und die deutsche Sexualwissenschaft, Diss. phil. Univ. Düsseldorf

Krischel M, Moll F, Bellmann J, Scholz A, Schultheiss D (2011) Urologen im Nationalsozialismus, Bd. 2. Hentrich & Hentrich, Berlin

Krischel M (2014) Urologie und Nationalsozialismus Eine Studie zu Medizin und Politik als Ressourcen füreinander. Steiner, Stuttgart

Krischel M, Moll F, Hansson N, Halling T, Fangerau H (2018) Carl Posner (1854–1928), Ein Begründer der Urologie und Sexualwissenschaft in Deutschland. Urologe 57:1103–1110. https://doi.org/10.1007/s00120-018-0723-2

Krischel M (2019) Potentiale und Kritik an der retrospektiven Diagnose in der Medizingeschichte. NTM 27:193–199. https://doi.org/10.1007/s00048-019-00212-z

Krischel M, Halling T (2020) Erinnerungsorte und Erinnerungskultur – Zur Karriere der „Memory Studies" in der Medizingeschichte. Med. Hist. J 55 (3):219–231. https://doi.org/10.25162/mhj-2020-0007

Künzel E (1983) Medizinische Instrumente aus Sepulkralfunden der römischen Kaiserzeit. Kunst und Altertum am Rhein. Führer des Rheinischen Landesmuseums Bonn, Band 115. Eine Veröffentlichung des Landschaftsverbandes Rheinland. Rheinisches Landesmuseum, Bonn

Küss R, Gregoire W (1988) Histoire illustrée de l'Urologie de l'Antiquité á nos jours. Dacosta, Paris

Laitko H (1989) Disziplingenese als sozialer Prozess. Jahrb Soz Sozialpol 1989:21–45

Lesky E (1965) Die Wiener Medizinische Schule im 19 Jahrhundert, Studien zur Universität Wien, Bd 6. Böhlaus Nachfolger, Wien

Manciewcz O (1904) Kunstbuch Derinnen Ist Der Gantze Grndliche Volkommene Rechte Gewisse Bericht Und Erweisung Vnnd Lehr Des Hartenn Reis. Coblentz, Berlin. https://archive.org/details/drottomankiewic00bartgoog/page/n6/mode/2up. Zugegriffen 20. Febr. 2020

Martin M, Fangerau H (2006) Historische Umbrüche in der Harndiagnostik und ihre Visualisierung in „Frames". Urologe 45:742–748. https://doi.org/10.1007/s00120-006-1062-2

Martin M, Fangerau H (2010) Claude Bernard und der „europäische Durchschnittsharn". Urologe 49:855–860. https://doi.org/10.1007/s00120-010-2277-9

Martin M, Fangerau H (2020) Evidenzen der Bilder Visualisierungsstrategien in der medizinischen Diagnostik um 1900. Reihe Kulturanamnesen Band 11. Steiner, Stuttgart

Marx FJ, Karenberg A (2009) History of the term prostate. Prostate 69:208–213. https://doi.org/10.1002/pros.20871

Marx FJ (2013) Galen von Pergamon (129–216/217) und seine Beiträge zur Urologie Teil I: Leben, Werk und medizinisches System. Urologe 52:570–575. https://doi.org/10.1007/s00120-012-3064-6

Marx FJ (2013) Galen von Pergamon (129–216/217) und seine Beiträge zur Urologie Teil II Urologika in Theorie und Praxis. Urologe 52:706–715. https://doi.org/10.1007/s00120-012-3065-5

Mattelaer JJ, Schultheiss D (2010) Europe - the cradle of Urology - History office of the European Association of Urology. Gelderland, Arnhem

Mildenberger F (2020) Sexualgeschichte Überblick - Problemfelder - Entwicklungen, Reihe essentials. Springer, Berlin https://doi.org/10.1007/978-3-658-27848-9

Moll F (1994) Historische Anmerkungen zur Entwicklung von Laparoskopie und minimal invasiver Operationstechnik. Z ärztl Fortbild 88:333–344

Moll F, Rathert P (1999) The surgeon and his intention: Gustav Simon (1824–1876), his first planned nephrectomy and further contributions to urology. WJU 17:162–167. https://doi.org/10.1007/s003450050125

Moll F (2002) Sir Henry Thompson (1820–1904) — Ein konservativer Urologe des Viktorianischen Zeitalters. In: Schultheiss D, Rathert P, Jonas U (Hrsg) Wegbereiter der Urologie 10 Biographien. Springer, Berlin, S 19–33. https://doi.org/10.1007/978-3-642-59377-2_2

Moll F, Rathert P (2004) Entwicklung der bildgebenden Diagnostik in der Urologie. In: Konert J, Dietrich H (Hrsg) Illustrierte Geschichte der Urologie. Springer, Berlin, S 196–214

Moll F, Leissner J (2008) Votive offerings, devotional objects and souvenirs: an approach in the history of urology 4th congress in the history of urology, Linthicum 7.–9.11.2008 9. 11. 2008, 1.45–2.00 p.m. https://www.urologichistory.museum/congress/preprog.pdf

Moll F (2014) Der urologische Operationssaal. Etablierung von fachspezifischen Funktionsräumen im Krankenhaus. In: Görgen A, Halling T (Hrsg) Verortung des Krankenhauses. Reihe Kultur Anamnesen Schriften zur Geschichte und Philosophie der Medizin und der Naturwissenschaften, Bd 6. Steiner, Stuttgart, S 209–224

Moll F, Fangerau H (2016) Urologie und Sexualwissenschaft in Berlin 1880–1933: Quellen zur Etablierung eines Grenzgebiets der Urologie – Protagonisten im Spiegel ihrer Publikationen. Urologe 55:257–268. https://doi.org/10.1007/s00120-018-0723-210.1007/s00120-015-0026-9

Moll F (2018) Zum 70. Kongress der Deutschen Gesellschaft für Urologie e. V. Beispiele zu Netzwerken und Denkkollektiven bei ihrer Gründung 1906/1907 und weitere Entwicklung. Urologe 57:1111–1132. https://doi.org/10.1007/s00120-018-0736-x

Moll F, Halling T, Griemmert M (2020) Seuchengeschichte in der deutschsprachigen Urologie. Urologe 59(59):941–952. https://doi.org/10.1007/s00120-020-01253-2

Moll F, Löffelbein N, Halling T, Fangerau H (2020) Die Urologie wird elektrisch – Elektrotherapie Moderne Therapien zur Behandlung moderner Erkrankungen – Beispiele aus der Urologie. Urologe 59:326–340. https://doi.org/10.1007/s00120-020-01122-y

Moll F, Halling T, Krischel M (2020) „Rohleder gehört zu den ersten, welche die Bedeutung der Sexualwissenschaft in ihrem vollen Umfange erkannt haben." Leben und Werk des Venerologen, Urologen und Sexualmediziners Hermann Rohleder (1866–1934). Urologe 59:1095–1106. https://doi.org/10.1007/s00120-020-01297-4

Moll F, Schwarzburger I (2020) St. Corona – eine Fürsprecherin gegen Seuchen? Eine Miszelle aus der Medizin- und Urologiegeschichte. Urologe 59:585–594. https://doi.org/10.1007/s00120-020-01209-6

Moll F, Shariat Sh (2021) Über Exzellenz und Reputation in Medizin und Urologie: gestern, heute, morgen. In: Hansson N, Angetter D Laureaten und Verlierer Der Nobelpreis und die Hochschulmedizin in Deutschland, Österreich und der Schweiz. VR Böhlau, Göttingen, im Druck

Moll F (2021) Geschichte der Urologie und fachkulturelles Gedächtnis Fachdisziplin – Wissen – Akteure. In: Michel MS, Thüroff W, Janetschek G, Wirth M. Springer Reference Medicine, Springer, Berlin 2021 im Druck

Monau F v (1622) Lanx satura rerum medicarum: disputatio gradualis. Theodor Werlin, Tübingen

Müller I, Fangerau H (2012) Faszinosum des Verborgenen. Der Harnstein und die (Re-)Präsentation des Unsichtbaren in der Urologie. Steiner, Stuttgart

Nebelsick LD, Schulze-Forster J, Stäuble H (2004) Adonis von Zschernitz: die Kunst der ersten Bauern. Archaeonaut, Landesamt für Archäologie, Sachsen. Beier und Beran, Langenweißbach

Murphy L (1972) History of urology. C. Thomas, Springfield Il

Nye MJ (1993) From chemical philosophy to theoretical chemistry. Dynamics of matter and dynamics of disciplines, 1800–1950. University of California Press, Berkeley

Patel S (2019) The power of history and leveraging past institutional success a practical guide. In: Nakada S, Patel S (Hrsg) Navigating organized urology. Springer, New York, S 135–144. https://doi.org/10.1007/978-3-030-20434-1

Rassweiler J, Goezen AS, Fieler M, Rassweiler-Seyfried MC, Klein JT (2020) Roboterassistierte Endourologie. Uro-News 24:34–41. https://doi.org/10.1007/s00092-020-4116-7

Rathert P, Brandt AS, Moll, F. (Hrsg) (2013) Urologie mit Herz und Verstand. Kongresse, Präsidenten, Eröffnungsreden. Deutsche Gesellschaft für Urologie 1907–2012. Springer, Heidelberg

Reuter HJ, Reuter MA (1998) Geschichte der Endoskopie, 4 Vol. Krämer, Stuttgart

Reuter MA (2000) Reinhold Wappler: Die Entwicklung der Endoskopietechnik in Amerika. In: Schultheiss D, Rathert P, Jonas U (Hrsg) Streiflichter aus der Geschichte der Urologie. Springer, Berlin, S 101–108. https://doi.org/10.1007/978-3-642-59647-6_8

Rehfisch E (1897) Über den Mechanismus des Harnblasenverschlusses und der Harnentleerung. Virchows Arch Pathol Anat Physiol Klin Med 150:111–149

Ricord P (1838) Traite Practique des Maladies Veneriennes. Rovier et Bouvier, Paris

Rutkow I (2012) Seeking the cure a history of medicine in America. Scribner, New York

Sachs M (2003) Das Steinschnittverbot im hippokratischen Eid: medizinhistorische und ethische Betrachtungen zur Geschichte der Chirurgie. Zentralbl Chir 128:341–347. https://doi.org/10.1055/s-2003-38802

Schlich T (2008) Ein Netzwerk von Kontrolltechnologien Eine neue Perspektive auf die Entstehung der modernen Chirurgie. NTM 16:333–361. https://doi.org/10.1007/S00048-008-0298-X

Schlich T (2018) The Palgrave Handbook of the History of Surgery. Palgrave McMillan, London. https://doi.org/10.1057/978-1-349-95260-1

Schmidt AWO (2003) Der rothe Doktor von Chicago – ein deutsch-amerikanisches Auswandererschicksal. Peter Lang, Frankfurt

Schütte JM (2014) Medizin im Konflikt Fakultäten, Märkte und Experten in deutschen Universitätsstädten des 14. bis 16. Jahrhunderts, Education and society in the Middle Ages and Renaissance, Bd 53. Brill, Leiden

Schultheiss D (2004) Historical highlights of erectile and sexual dysfunction. An illustrated chronology. In: Lue TF, Basson R, Rosen R, Giuliano F, Khoury S, Montorsi F (Hrsg) Sexual medicine: Sexual dysfunctions in men and women. Health Publications, Paris, S 19–35

Schultheiss D, Glina S (2010) Highlights in the history of sexual medicine. J Sex Med 7 (6): 2031–2043

Schultheiss D (1999) The History of Foreskin Restoration. In: GC Denniston, FM Hodges, MF Milos (Eds.) Male and Female Circumcision: Medical; Legal, and Ethical Considerations in Pediatric Practice. Kluver Academic Press, New York, S. 285–294

Schwarz O (1926) Die pathologische Physiologie der Harnblase. In: von Lichtenberg A, Voelcker F, Wildbolz H (Hrsg) Lehrbuch der Urologie, Bd 1 Allgemeine Urologie, Erster Teil. Springer, Berlin, S 413–529. https://doi.org/10.1007/978-3-642-90726-5_11

Shokeir AA, Hussein MI (1999) The urology of Pharaonic Egypt. BJU Int 84:755–761. https://doi.org/10.1046/j.1464-410x.1999.00313.x

Simon G 1871/1876 Chirurgie der Nieren Vol I/Vol II. Enke, Erlangen

Slawson RG (2012) Medical training in the United States prior to the civil war. J Evid.-Based Complement Altern Medi 17:11–27. https://doi.org/10.1177/2156587211427404

Stichweh R (1994) Zur Entstehung des modernen Systems wissenschaftlicher Disziplinen. Physik in Deutschland 1740–1890. Suhrkamp, Frankfurt a. M.

Stolberg M (2009) Die Harnschau, eine Kultur- und Alltagsgeschichte. Böhlau, Köln

Stolze M (1934) Die Laparoskopie in der chirurgischen Diagnostik. Langenb Arch Klin Chir 178:288–300

Thompson H (1868) Clinical lectures on diseases of the urinary organs: delivered at University College Hospital, 2. Aufl. Churchill, London

Twinem FP (1967) Early days of urology in New York city and the founding of the American urological association. J Urol 97:163–167. https://doi.org/10.1016/S0022-5347(17)630 05-2

Voelcker F, Wossidlo H (1918) Urologische Operationslehre, 1. Abteilung, 1921, vollständige 1924 2. Auflage, Thieme, Leipzig

Wattmann J v (1835) Über die Steinzerbohrung und ihr Verhältnis zum Blasenschnitte. Heubner, Wien

Wiedemann A (1920) Das alte Ägypten, Kulturgeschichtliche Bibliothek , Bd 2. Winter, Heidelberg , S 141–143

Williams D (1999) The development of urology as a specialty in Britain. Br J Urol 84:587–594

Wolff J (1907–1928) Die Lehre von der Krebskrankheit von den ältesten Zeiten bis zur Gegenwart 4 Bd, Bd 4 Krebserkrankungen der Uro Genitalorgane. Gustav Fischer, Jena, S 365 443

Zuelzer W, Oberländer FM (1894) Klinisches Handbuch der Harn- und Sexualorgane 4 Vol. Vogel, Leipzig

Printed in the United States
by Baker & Taylor Publisher Services